患者必携

# もしも、がんが再発したら
本人と家族に伝えたいこと

編著 国立がん研究センター がん対策情報センター

英治出版

国立がん研究センター
がん情報サービス

この本をつくるために集った、
私たち再発がん患者は
それぞれ異なる部位のがんを経験し、
違った道筋を通ってきていました。
でも、みんなに共通することが、
ふたつありました。

ひとつは、
再発を告げられたときの
強いショック。

そして、
今、このときを、
精いっぱい生きている、
ということ。

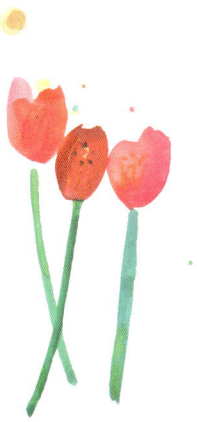

# もしも、がんが再発したら　目次

| | |
|---|---|
| **はじめに** | 6 |
| 　がんが再発していますと言われたら | 6 |

■ **がんの再発、私たちの体験**　　8

■ **再発、転移とは**　　14

■ **再発がんを治療する**　　19
　治療を始めるときに　　19
　　・自分の状態を知る　　19
　　・痛みやつらい症状を和らげる　　20
　再発がんの治療の目標と治療方法　　22
　　・薬物療法（抗がん剤治療）　　24
　　・放射線治療　　25
　　・手術（外科治療）　　27
　　・緩和ケア　　28

■ **痛みについて**　　30
　がんの痛みの多くは取り除くことができるものです　　30
　痛みの伝え方の工夫　　31
　痛みを和らげる方法　　32
　　・痛み止めの薬を使う　　32
　　・神経ブロックをする　　33

・痛みの原因になっているがんに対して
　　　　放射線治療をする　　　　　　　　　　　　　33
　　痛みを伝えても、もし十分に対処してもらえなかったら　34

## ■ 体や心の不調に対処する　　　　　　　　36
　　疲労、疲れやすさ　　　　　　　　　　　　　37
　　吐き気および嘔吐　　　　　　　　　　　　　38
　　食事がとれない　　　　　　　　　　　　　　38
　　眠れない　　　　　　　　　　　　　　　　　39
　　体の堅さ、こわばり　　　　　　　　　　　　41
　　気持ちが沈む、つらい　　　　　　　　　　　41
　　つらい症状に対応する方法　　　　　　　　　42
　　　　・リラクセーション法　　　　　　　　　42
　　　　・アロマセラピー　　　　　　　　　　　43

## ■ 臨床試験に参加するには　　　　　　　　44
　　臨床試験の3つの段階　　　　　　　　　　　45
　　臨床試験に参加することの利点と
　　不利な点を知っておく　　　　　　　　　　　46
　　臨床試験（治験）に参加するには　　　　　　46

## ■ 未承認薬について　　　　　　　　　　　49

## ■ 補完代替療法に興味を持ったときには　52
　　利用の前に　　　　　　　　　　　　　　　　53
　　　　・漢方薬や鍼　　　　　　　　　　　　　54
　　　　・健康食品やサプリメント　　　　　　　54

## ■ 治療法をどう選ぶか　　　　　57

　治療法の選択は慌てないで　　　　　　　　57
　治療法の選択に当たり考慮すべきこと　　　58
　担当医と話し合う　　　　　　　　　　　　61
　自分の気持ちを整理して、治療の選択肢を考える　62
　必要に応じてセカンドオピニオンを受ける　65
　納得して治療を選択するために必要なこと　67
　緩和ケアを中心とする治療やホスピスを
　担当医から勧められたとき　　　　　　　　68
　積極的な治療を受けないことを選択したとき　69

## ■ あなたの心に起こること　　　72

　新たな気持ちと消えない不安
　―自分の気持ちと上手に付き合うためのヒント―　73
　消えない不安や恐れを感じるとき　　　　　74
　悲しみや落ち込みを感じるとき　　　　　　77
　怒りやいらだちを感じるとき　　　　　　　79
　自責の念にかられたら　　　　　　　　　　80
　孤独を感じるとき　　　　　　　　　　　　82
　生活の中の楽しみや喜びに気付くとき　　　84
　得たものに気付くとき　　　　　　　　　　87

## ■ 生きる意味を考えること　　　91

　限りある時間について考えたいと思ったときに　94
　死について話すこと　　　　　　　　　　　97
　不安や恐れから解放されるとき　　　　　　99
　死の経験について　　　　　　　　　　　　100

## ■ あなたを支えるいろいろなこと　103
あなたの大切な人と話しましょう　103
ぜひ周囲の力を借りてください　105
がん相談支援センターとがん診療連携拠点病院　107
あなたを支える仕組みについて　108
療養の場所と利用できるサービスについて　109
サービスをうまく利用しましょう　110
患者会、支援グループについて　112

## ■ 家族およびあなたを支えてくれる方へ　114
患者さん本人から話を聴きましょう
―大切な家族を支えるために―　114
必要に応じて、医療者とよく話し合う
機会を持ちましょう　115
患者さんがしてほしいことをしてあげましょう　116
家族にも休養や支援が必要です　117

## 用語集　121

## 索引　136

## 相談窓口等一覧　139

## 編集・執筆／協力　140

はじめに

# がんが再発しています
# と言われたら

　がんの再発は、計り知れない衝撃です。治癒（ちゆ）を目指してきた患者さんにとって最初にがんの宣告を受けたとき以上に大きなショックを感じます。そのため今まで以上に多くのサポートを必要とします。

　この本は、再発がんの体験者とがんの専門家が集い、がんの再発という事態に直面した方に信頼できる情報をわかりやすく提供し、これからの治療や生き方を決めていくためのお手伝いをする目的でつくられました。

　再発がんの体験者が再発と言われたときに知りたかったことや考えたことについて、がんの専門家が患

者さんに知っておいてほしいことについて、それぞれの立場から意見を出し合って一緒にまとめています。

　すべて読んでいただく必要はありません。患者さんにとってはつらいと思われるような内容も含んでいます。自分にとって必要な内容を見つけて読んでください。また、あなたが読み終えたら、あなたをサポートしてくれる家族や友人にも読んでいただきたいと思います。

# がんの再発、
# 私たちの体験

**最**初にがんになったとき、私は絶対に治すんだと心に決めて、大きな手術もつらい抗がん剤治療も必死で耐え抜きました。十分すぎるほど頑張ったつもりでいました。

　がんの再発がわかったとき、その頑張りが否定されたように感じました。

　あのつらい治療は何だったのか？　という無力感。あれだけ頑張ったのにまだ頑張れと言うの？　という悔しさ。もっとつらい治療を受けなければならないのか？　という恐怖。

　何よりも、せっかく伸びてきた髪がまた治療で抜けてしまうのが嫌で嫌でどうしようもなくて、逃げ出したい気持ちでした。

　あれから4年。逃げ出す勇気もなかった私は医師の指示どおりに治療を受け、肉体的にも精神的にもつらい思いをしましたが、日々を生きる中には楽しいことや笑えることも少なからずありました。抜けた髪はロングまで伸びました。今では、つらい経験をした分を取り返すつもりでいます。

――岐阜県、27歳、女性

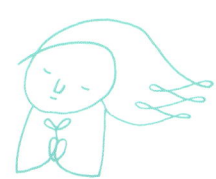

**初**発から6年たったときにがんが再発した。特に問題なく5年を経過し―安心していた中での出来事だった。「複数臓器に遠隔(えんかく)転移しているので、手術はできない。根治(こんち)することは不可能で、延命を目指しての治療」と医者から言われた。

その後、セカンドオピニオン、サードオピニオンと見解を求めたが、どれも同じものだった。初発のときとは比べものにならない大きなショックを受けた。初発のときには考えなかった死を意識した。残された家族はどうなるのかとこれほど心配したことはなかった。それでも、何とかなると少しだけの希望は持ちたいと思った。それから9年、がんで失ったものは多い。でもそれ以上に得たものがある。そう感じられる今がある。

――東京都、54歳、男性

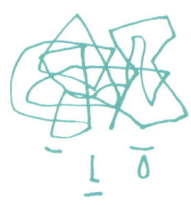

**再**発を知ったときは、かなりのショックを受けました。CTには、素人目にもわかるほど、多数の転移巣が映っていました。がんの再発がどういうことを意味するのか、理解していたこともあり、初めてがんの告知を受けたときとは比べものにならないほどの大きなダメージを受けました。

　それでも、医師の前では、説明に耳を傾け、自分の状況を冷静に受け止めようと努めました。やり場のないその気持ちをやっとの思いで抱えて、病院の駐車場の自分の車に乗り込んだときは、せきを切ったように涙が溢れました。家族に心配をかけたくない私は、幼なじみに電話して、「私、死んじゃうんだよ」と泣きながら繰り返し訴えました。電話を切った後も、世界一不幸な人になった気分で、しばらく動けませんでした。

　今、私のスケジュール帳には、仕事・患者会活動、もちろん遊びにいくこと、いろいろ毎日予定がぎっしり。再発する以前にもましてアクティブな自分であることを嬉しく思います。それは、普段は意識していなくても、がんという病気になったことを契機に、自然と「今」を、「自分」を大切にして生きようと思っているからかもしれません。私は今、がんとともに生きている自分が、一番好きです。

——広島県、52歳、女性

**私**は、9年前に食道と咽喉に多重がんが見つかった。私の食道と喉には「前がん細胞」が多数あり、それらが次々にがん化する、咽喉と食道の両方で「局所再発」が止まらない状態にある。また最近新たに、口腔と胃にもがんが発見された。

　現在までに咽喉7回、食道8回、口腔1回、胃1回、計17回もがんが発見された。最初のころは主治医から「もっと多く見つかっている先輩もいますから頑張りましょう！」と元気づけられた。しかし今では「当病院の記録更新ですね！」とからかわれている。本人は、必死であり笑えない。精神的にも疲労困憊しがちである。

　これまでのところ、がんは比較的初期段階で発見、対処できているが、発見が遅れると厄介だ。だんだん、選択肢も狭くなりつつある。多発がんの根治療法が発見される日を待ちつつ、精神的にまいらないよう、努めて淡々と治療と向き合うようにしている。

――東京都、58歳、男性

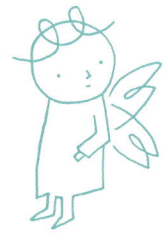

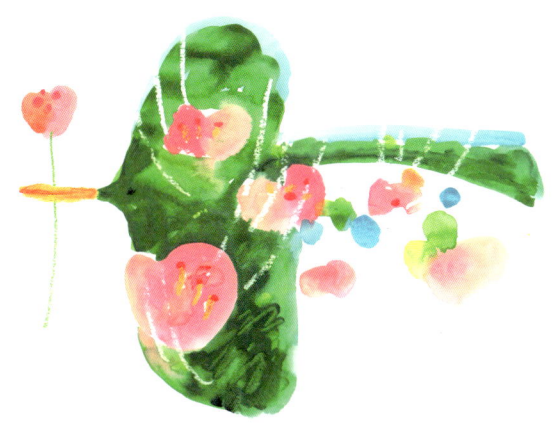

　**が**んの治療は日進月歩。今日使えなかった薬が明日は使えるようになっているかもしれない。今日できなかった治療が、明日はできるようになっているかもしれない。今日より明日はずっと、きっとよい日と信じて、私は、前向きに歩いていきたいと思います。

　　　　　　　　　　　　　——広島県、52歳、女性

# 再発、転移とは

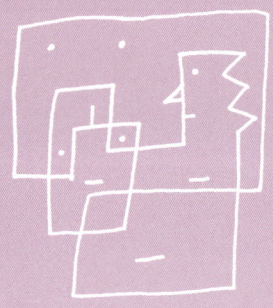

　「**再発**」とは、治療がうまくいったように見えても、手術で取りきれていなかった目に見えない小さながんが残っていて再び現れたり、薬物療法（抗がん剤治療）や放射線治療でいったん縮小したがんが再び大きくなったり、別の場所に同じがんが出現することをいいます。治療した場所の近くで再発を指摘されるだけでなく、別の場所で「転移」としてがんが見つかることも含めて再発といいます。

　血液やリンパのがん、前立腺がんなどの場合には、「再燃」という言葉が使われます。

　初回の治療でがんが完全に取り除かれていれば、もちろん再発することはありません。けれども実際には、がんが発

見されたときすでに、その多くに目に見える転移、あるいは目に見えない転移（微小転移）があるといわれています。そのため初回の治療では、再発や転移を防ぐ目的で抗がん剤が使われることが多くあります。再発というのは、決してまれなことではないのです。

　「転移」とは、がん細胞が最初に発生した場所から、血管やリンパ管に入り込み、血液やリンパ液の流れに乗って別の臓器や器官へ移動し、そこでふえることをいいます。多いのは、リンパ液の流れが集まるリンパ節への転移（リンパ行性転移）、肺や肝臓、脳、骨など血液の流れが豊富な場所への転移（血行性転移）です。「播種」とは、がんのできた臓器からがん細胞がはがれ落ち、近接する体内の空間（胸腔や腹腔）に散らばるように広がることをいいます。

　転移は、肺、肝臓、脳、骨などさまざまな部位に起こり得ます。原発から転移したがん病変を、転移した部位によって、肺転移、肝転移、脳転移、骨転移、腹膜転移（腹膜播種）などと呼びます。これらは、病気がその部分に広がっていることを示しています。

　最初にできたがんの部位は「原発巣」と呼ばれます。例えば、大腸に初めにがんができ、肺に転移した状態は肺がんとは呼ばれず、「大腸がんの肺転移（原発は大腸がんで、肺転移を起こした状態）」です。この場合、肺にできたがんは、大腸がんの細胞と同じ性質を持っています。つまり、「転移」

した部分のがんは、もともとのがんと同じ性質を持つことになります。そのため、例えば大腸が「原発」のがんであれば、肺に転移した腫瘍(しゅよう)も、大腸がんに効果がある抗がん剤でないと反応しません。初めてがんと診断された場合でも、病気が進んだ状態で発見されると、診断がついた時点でこれらの状態のいくつかを併せ持っていることもあります。「原発」がどこか、その腫瘍が「転移」か「原発」か、再発した部位はどこかなどが、がん治療の方針を決める重要な情報になります。

がんが再発した場合、その成り立ちと部位によって「局所再発」「領域再発」「遠隔(全身)再発」に分かれます。またこれによって治療法も異なります。

**局所再発**：最初のがんと同じ場所あるいはごく近くに現れます。
**領域再発**：腫瘍が最初のがん発生場所の近くのリンパ節または組織で成長したときに現れます。
**遠隔(全身)再発**：最初のがんの発生場所から離れている器官または組織に転移しています。

医師によっては、がんの再発や転移について、がんが「広がっています」「飛んでいます」と表現する場合があります。

がんの再発や転移の広がりや状態などを調べるために、検査を行うこともあります。また治療は、がんの状態やあなたの体の状態、希望などに応じた方法で進められます。

## 再発・転移の例（大腸がん）

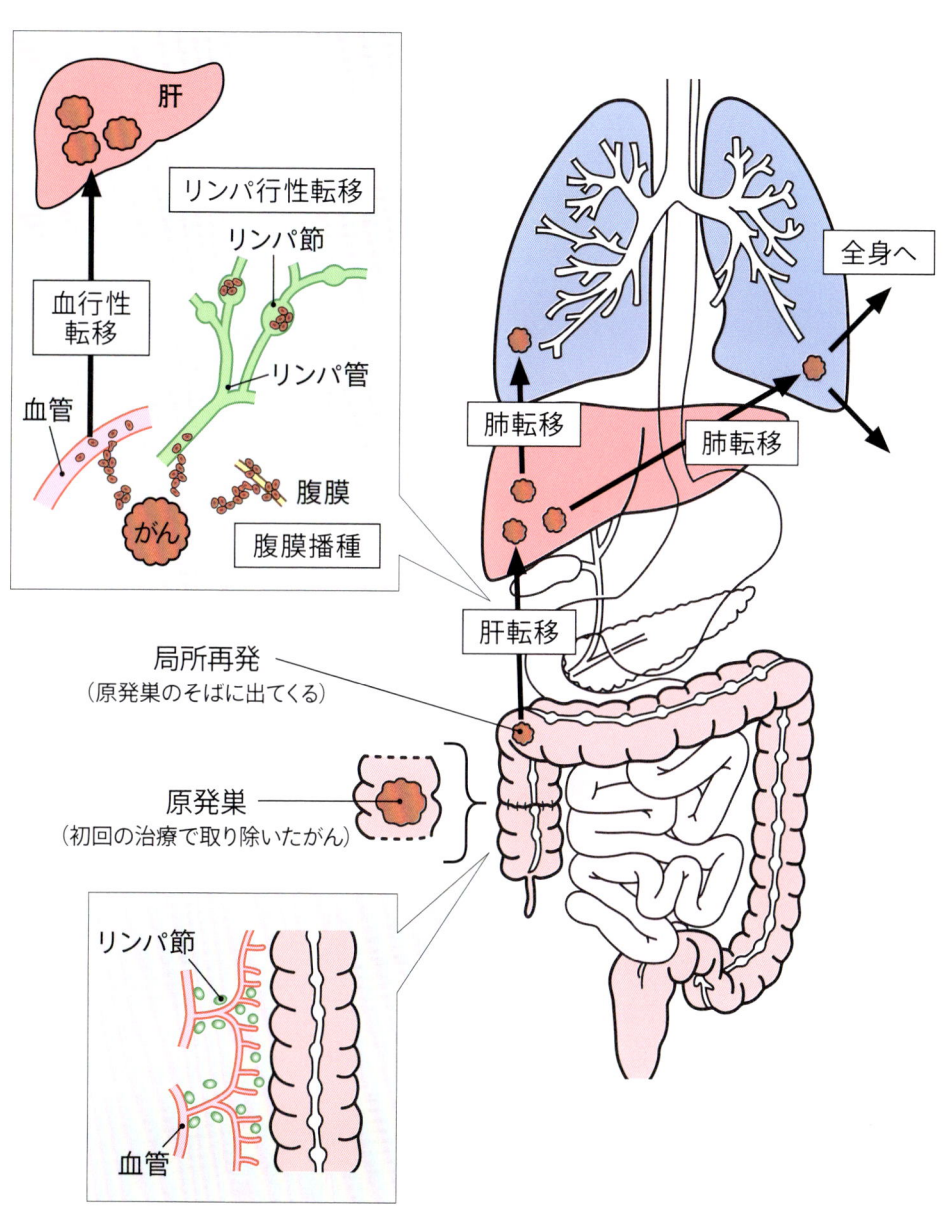

再発、転移とは

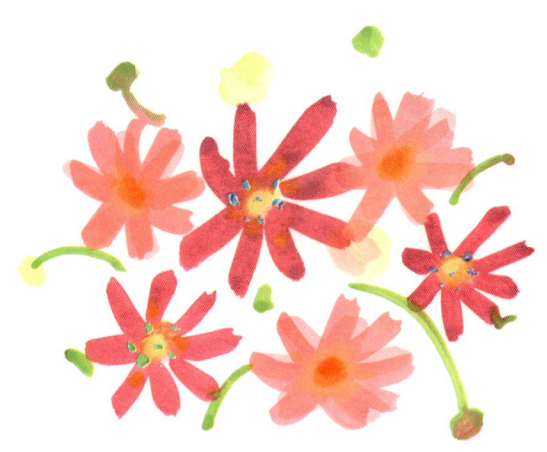

# 再発がんを治療する

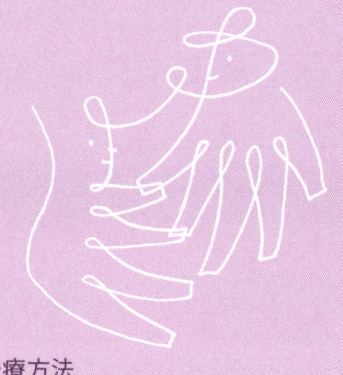

- 治療を始めるときに
- 再発がんの治療の目標と治療方法

## 治療を始めるときに

　治療を始めるときには、まず自分の状態を知ること、そして、痛みやつらい症状がある場合には、その症状を和らげるための治療を受けることが大切です。

### 自分の状態を知る

　「再発した」という知らせに頭が真っ白になってしまって、医師の説明が耳に入らなかった、という人は大勢います。それは無理もないことです。でも、自分が納得できる治療法を選ぶためには、あなた自身の体の状態を知り、がんの性質を知り、どのような選択肢があるのかを知ることが必要になります。

場合によっては厳しい現実を知らされるかもしれませんが、あなたのことを支えてくれる家族や親しい人の力も借りながら、担当医に尋ねてみてください。

そして、ひとりで立ち向かう必要はないこともぜひ心にとめておいてください。また、無理に急ぐ必要はありません。がん相談支援センターや患者会などには、あなたを支えたいと思っている人がたくさんいます。つらい、苦しい、現実を見たくないという気持ちを、そのまま伝えてみてください。

納得できないときには、自分がどこで納得できていないのか整理した上で、担当医にもう一度説明してもらうことも大切です。

**痛みやつらい症状を和らげる**
痛みやつらい症状があると、正しい判断や治療を選択することができなくなります。また痛みを我慢すると、がんの治療を続けられなくなったり、夜眠れなくなる、食欲がなくなる、活動が制限される、気持ちがふさぎ込むなどして、生活への影響も大きくなってしまいます。痛みやそのほかのつらい症状がある場合には、まずその症状を和らげるための治療を受けることが大切です。痛みに限らず、患者さんの体や心のつらさを和らげ、生活やその人らしさを大切にする考え方を緩和ケアといいます。

緩和ケアと聞くと、「がんの進行した患者さんに対するケア」と誤解して「まだ緩和ケアを受ける時期ではない」と思い込んでしまう人もいるかもしれません。緩和ケアは、患者さん

がどのような病状であっても、どのような時期にも受けることができます。痛みやつらい症状があるならばそれを和らげながら、抗がん剤治療などの治療を受けるのが理想的です。けれども医師があなたの痛みやつらい症状に気付かなかったり、医師の緩和ケアを始めるタイミングが、遅いあるいは早いと感じることがあるかもしれません。

　だからこそ、痛みなどの症状が出ているときにはなおさら、なるべく早いうちに医療者に相談して、十分な痛みやつらい症状を和らげる治療を受けられるようにしていくことが大切です。そしてその上で、あなたに必要な治療を、医師と一緒に選び、納得のいく治療を受けてください。

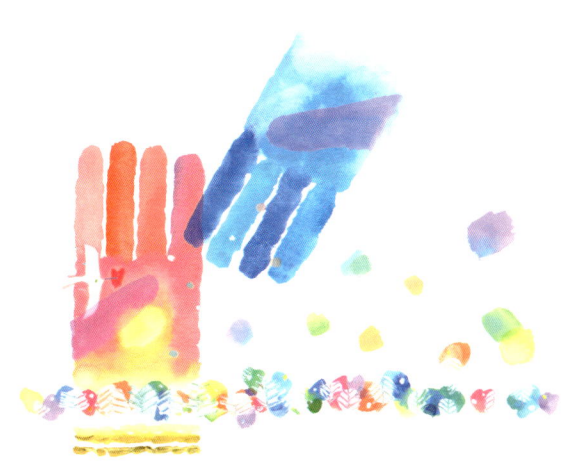

## 再発がんの治療の目標と治療方法

　再発・転移したがんの治療で目指すところは、多くの場合、初回の治療とは異なります。

　がんの治療の目標には、「がんを治す（根治）」、「がんの進行を抑える」、「がんによる症状を和らげる（緩和）」ことがあげられます。初回の治療では、多くはがんが臓器の中にとどまっているので、根治を目標にして治療を行います。再発や転移したがんの場合でも根治を目指すことができる場合もありますが、ほとんどの場合は困難で、「がんの進行を抑える」こと、「がんによる症状を和らげる」ことが治療の目標になります。

　治療の目標や方法は、再発の成り立ちや部位によって異なります。局所再発の場合など、がんがある臓器の中にとどまっている場合には、根治を目標にして、手術でその部分を切除するなどの方法をとることが可能な場合もあります。

　転移の場合には、1つの臓器に転移が起こったということは、体のさまざまな部位に検査や診断で見つからないほどの小さな転移が起こっている、という可能性を考えて治療をする必要があります。そして、全身に治療効果を及ぼす抗がん剤治療やホルモン療法（内分泌(ないぶんぴつ)療法）といった治療が行われます。

　再発した場合にも、がん治療は**「薬物療法（抗がん剤治療）」「放射線治療」「手術（外科治療）」「緩和ケア」**が行われます。薬物療法（抗がん剤治療）は、全身に影響を及ぼすことを目的にする療法（全身療法）です。放射線治療、手術は、限定した部位に影響を及ぼすことを主として期待する

療法（局所療法）です。また緩和ケアは、痛みの治療などの医学的な範囲にとどまらず、患者さんの体や心のつらさを和らげ、生活やその人らしさを考えることからアプローチを始める、全人的な治療・ケアです。

　このように治療法には、それぞれ特徴があり、さまざまな治療法を単独あるいは組み合わせて行います。初発のときと同じように、治療法は、標準治療\*やエビデンス（科学的根拠）の高い治療を、がんの状態やあなたの体の状態や希望などと照らし合わせて、担当医とともに決めていくことが基本になります。ただし、再発・転移したがんの場合、それぞれの患者さんによって病状がかなり異なるため、標準治療やエビデンス、診療（治療）ガイドライン\*\*がある場合でも、その使い方は非常に難しくなります。そしてあなたがどのように生きたいか、がんと向き合いたいのかによっても治療法は異なります。どのような治療を行うか、担当医とよく話し合い、あなたや家族が納得した上で受けることが大切です。

**＊標準治療とは**
　科学的根拠に基づいた視点で、現在利用できる最良の治療であることが示されており、ある状態の一般的な患者さんに使われることが勧められている治療のことです。

**＊＊診療（治療）ガイドラインとは**
　診療や治療の際に、さまざまな病状に対して適切な治療決定を行うことを助けるために、診療や治療に関する標準的な推奨事項とその根拠をまとめたものです。医療従事者用に、がんの部位や種類別にまとめられているものがほとんどですが、「患者向けガイドライン」も発行されるようになってきました。

また、それぞれの治療法には、副作用や合併症(がっぺい)、後遺症などが起こる可能性があります。治療を受ける際には、あらかじめどのような副作用が起こり得るかについて担当の先生に確認して、症状が出たときの対応方法についても相談しておきましょう。

**薬物療法（抗がん剤治療）**
　がん細胞の増殖を直接的あるいは間接的に抑制する薬物による治療です。手術（外科治療）や放射線治療が、がんに対しての局所的な治療効果が高いのに対し、抗がん剤治療は、薬剤を点滴や内服の形で体の中に入れることによって、全身的な作用を及ぼすことが期待できます。ただし、抗がん剤は、がん細胞だけでなく正常な細胞にもダメージを及ぼすため、がん細胞を全滅させるだけの多量の抗がん剤を使うことは、患者さんの生命を危険にさらすことになってしまいます。このため、多くはがんの根治を目指すのではなく、「がんの進行を抑える」ことが目標となります。

　診療の場でよく使われる「抗がん剤治療」という言葉には、「化学療法」「分子標的治療」「ホルモン療法（内分泌療法）」が含まれます。これらの薬物を単独で、あるいは、組み合わせた方法（併用療法）で使うこともあります。また最近では、新しい抗がん剤の開発も進んでおり、臨床試験も含めて、担当医とよく話し合って治療方法を決めていくことが大切です。

抗がん剤治療には、さまざまな薬物がありますが、がんの種類（大腸がん、乳がんなど）や性質によって、効果のある薬剤は異なります。抗がん剤治療は、標準治療として確立されている薬剤や投与方法で行うことが原則ですが、実際に抗がん剤を使うには、あなたの全身状態（抗がん剤に耐えられる体力があるかどうか）がかかわってくるため、使用できる抗がん剤が限られてきます。またがん細胞の中には、同じ抗がん剤を繰り返し使うことによって、薬に対する抵抗性ができて薬剤が効かない、あるいは効きにくくなる現象（薬剤耐性）が出てきます。そうすると、抗がん剤は次第に効きにくくなり、薬を変える必要が出てきます。

　抗がん剤治療は副作用を伴う可能性があります。具体的な症状としては、悪心（吐き気）、嘔吐、口内炎、手足のしびれや痛み、抑うつ状態、不快感、疲労感、身体各部と頭部の脱毛、血球や血小板などをつくる働きが低下する骨髄抑制などがあげられます。これらの副作用は抗がん剤の種類によっても異なります。多くは一時的なものであり、副作用の防止または軽減のための処置をすることが可能です。しかし、しびれなどの神経障害は、長く続くことがあり、時間がたってもなかなか消えないものもあります。

### 放射線治療
　放射線は、DNAに直接作用して細胞分裂の能力をなくしたり、細胞が自ら死んでいく過程を増強したりして細胞を死に至らしめます。また、放射線治療のこのような作用は、

細胞分裂が盛んな部位への影響が大きいため、一般にがん細胞の方が正常細胞よりも大きな影響を受ける特性があります。放射線治療は、放射線をあてた部位だけに治療効果がある局所療法の1つです。そのため、全身にがん細胞が広がっている場合には根治を目指した治療効果は期待できません。局所再発や遠隔転移がある場合には、痛みや症状を和らげる目的でしばしば行われる治療法です。

　放射線治療は、手術と同じように局所療法に分類される治療法ですが、手術と異なるところは、臓器を摘出(てきしゅつ)する必要がなく、臓器を元のまま温存することです。そのため体への負担が比較的少なく、高齢であったり、ほかに糖尿病や心臓病などの合併疾患があったり、体力がないために手術が受けられなかったりする場合にも選択できることが多い治療法です。骨や脳など全身へがんが転移した人では、病巣を縮小させ痛みや神経症状を改善緩和する治療として有効です。ただし、放射線治療でも治療部位に副作用があるため、原則として同じ部位に2度照射することはできません。

　副作用として、放射線をあてた部分の皮膚が軽い日焼けのような状態になったり、疲労感、食欲不振、そのほかの副作用が発生することがあります。副作用には一過性のものが多いのですが、照射後年月がたってから発生する副作用（晩期の副作用）もあります。

### 手術（外科治療）

　再発したがん、転移したがんに対しては、初回の治療のときとは異なり、一部の再発の治療の場合を除き、がんを取り除くことを目標にした手術ができる場合は限られます。多くは「がんによる症状を和らげる」ことを目的として、手術が行われることになります。

　手術によって症状を和らげる手術方法には、腫瘍が大きくなって消化管をふさいだことで起こる食物の通過障害（食べ物がつかえてしまう症状）に対する消化管のバイパス術（人工的に迂回路をつくる手術）、人工肛門造設術、脊椎に転移した腫瘍で脊髄神経が圧迫されることで生じる下肢の麻痺やしびれ、痛みに対する椎弓切除術（脊椎骨の一部を切除する手術）、腫瘍が気道をふさぐことで起こる窒息に対する気管切開術などがあります。

　手術の部位や範囲によって、起こりやすい合併症や後遺症、そしてその対応方法も異なります。全身麻酔で行う場合には肺炎、手術による出血や創部の感染、創が癒合しない（つかない）などの合併症を起こすことがあります。また器官や組織を切除したことで後遺症が生じることもあります。

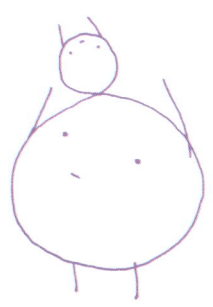

再発がんを治療する

**緩和ケア**

　緩和ケアの役割は、がんに伴う体と心の痛みを和らげること、すなわち「がんによる症状を和らげる」ことです。また、緩和ケアは、患者さん本人や家族が自分らしく過ごせるように支えることを目指します。体のつらさだけでなく、心のつらさや療養生活上の問題に対しても、社会制度の活用も含めて幅広い支援を行うことも大切な役割です。

　「痛みやつらいことは、仕方がないことだ」とあきらめることはありません。つらい気持ちを「人に伝える」ことが、あなたの苦痛を和らげるための第一歩になります。痛みや、気持ちのつらさや不安があるときには、いつでも緩和ケアについて、担当医や看護師、がん相談支援センターに相談してみましょう。

　がん診療連携拠点病院（しんりょうれんけいきょてん）の指定を受けている医療機関は緩和ケアに対応できる機能があり、入院だけでなく外来診療でも対応できるように整備が進められています。現在診療を受けている医療機関が、がん診療連携拠点病院の指定を受けていない場合でも、緩和ケアを提供していたり、ほかの医療機関と連携しながら対応できることがありますので、担当医やそのほかの医療スタッフ、あるいは、がん相談支援センターに尋ねてみましょう。

　痛みやつらい症状が起きたときの対処方法については、次の30～43ページで詳しく見ていきます。

さまざまな治療法を組み合わせて治療を行う場合には、放射線診断医・治療医、外科医、薬物療法（抗がん剤治療）を担当する腫瘍内科医、緩和ケア医など、専門家が集まって最良な治療の進め方が検討されます。おのおのの専門家は、それぞれの専門的な立場から、意見を出し合って（時には意見をぶつけ合って）患者さんにとって最良と考えられる治療方針を決めていきます。多くの専門家がかかわることで安心して治療を受けられるようになるでしょう。

　検討された治療方針は、担当医を通じて患者さんや家族に説明され、治療が進められることになります。けれども、治療にかかわる専門家が多くなることで、それぞれの医師からの説明の内容が違うように感じたり、不安を感じたりすることもあるかもしれません。そのように感じた場合には、遠慮しないで、担当となっている医師や看護師などのスタッフに伝えましょう。かかわっている専門家たちの認識が異なっていることもありますが、場合によっては、表現の仕方が違うだけのこともあります。納得して、安心して治療を受けるためにも、必要な場合には、確認することも大切です。

# 痛みについて

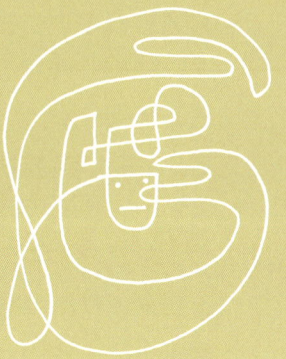

- がんの痛みの多くは
  取り除くことができるものです
- 痛みの伝え方の工夫
- 痛みを和らげる方法
- 痛みを伝えても、もし十分に対処してもらえなかったら

## がんの痛みの多くは
## 取り除くことができるものです

　がんに伴う体の痛みのほとんどは、鎮痛薬を適切に使うことで取り除くことができます。痛みを和らげるために必要な鎮痛薬の量は、痛みの原因や強さ、鎮痛薬に対する反応の個人差などで異なります。そのため、患者さんに鎮痛薬の効果を尋ねながら、それぞれの患者さんにとって十分に痛みを止めることができる量を、痛みによる生活への影響がなくなるところまで調節していきます。その調整に少し時間がかかる場合もありますので、根気強く痛みの状態や薬の副作用を医師に伝えてください。また、痛みは主観的なもので、心配事が

あったり、眠れなかったりすると、強く感じることもありますので、あまり痛みに気持ちを集中させないようにすることも大切です。

　痛みの治療に早すぎるということはありません。あなた自身が伝えることによって治療が始まります。痛みがある場合には、まずは担当医に自分の言葉で伝えてください。

## 痛みの伝え方の工夫

　自分に合った鎮痛薬を処方してもらうためには、自分の痛みの症状を医療者に十分に伝えることが大切です。痛みにはいろいろあり、その表現もとても微妙なものです。そのため痛みの伝え方やさまざまな表現を工夫することも大切です。痛みの日記をつけると、痛みを医療者に伝えやすくなります。

### 痛みを伝えるときの大切な点

| | |
|---|---|
| 時期 | 痛みは一日中あるか、どんなときに痛いのか、たいていはよいけれど時々急に痛くなるのか、など |
| 場所 | どこが痛いのか、1カ所なのか広い範囲なのか、痛む場所はいつも同じなのか、など |
| 感じ方 | 鋭い痛みか鈍い痛みか、ビリビリ、ジンジン、ズキズキ、しびれた感じ、ヒリヒリ、キリキリ、締め付けられる感じ、など |
| 日常生活への影響 | トイレやお風呂のときつらい、眠れない、食べられない、体が動かせないのが困る、座っているのもつらい、など |

| | |
|---|---|
| 痛みの程度 | これまでに感じた最も強い痛みを「10」点、全く痛みのない状態を「0」点とすると、今回の痛みは何点ぐらいか、など |
| 痛み止めの効果 | 途中で切れる、全体に少し和らいだ、ほとんど効果を感じない、など |

「患者必携　がんになったら手にとるガイド　普及新版」より一部改変

## 痛みを和らげる方法

　がんの痛みはさまざまな原因が複雑に重なり合って痛みを引き起こしていることが多く、痛みを和らげる方法にもさまざまなものがあります。医療者はあなたの痛みの様子を確認しながら痛みの治療を進めていきます。専門的な知識と技術に基づいて、複数の方法を組み合わせて行うこともあります。痛みのケアは患者さんや家族と話し合いながら進められます。

　以下は具体的な例です。

**痛み止めの薬を使う**
- 解熱鎮痛薬(げねつ)、アセトアミノフェンなどの一般的な鎮痛薬を使う
- 医療用麻薬（モルヒネなど）を使う

　医療用麻薬（オピオイド鎮痛薬とも呼ばれる）を使うと中毒になるのではないかと考える人もいますが、それは誤ったイ

メージです。医療用麻薬は痛みの治療のために医師から適切な指導を受けて使用する限り、麻薬中毒が起こることはありません。便秘・吐き気・眠気などの副作用があって中止した場合や急にやめた場合に、下痢をしたり、頻脈(ひんみゃく)になって気分が悪くなったりすることがあります。医師と相談しながらきちんと対応すれば心配ありません。痛みの原因がなくなったときは、徐々に薬剤量を減らして、薬剤を中止することも可能です。

### 神経ブロックをする

- 痛みの原因になっている神経に局所麻酔薬や神経破壊薬を注入して、痛みを感じにくくする

### 痛みの原因になっているがんに対して放射線治療をする

- 骨などに転移したがんは強い痛みの原因になるので、放射線をあてることによって痛みを抑える

このほか、痛みは、筋肉のこわばりなどの体の状態や不安などの心の状態によっても強く感じやすくなることがあります。体や心の不調などについても次の章でその対処方法を見ていきましょう。

## 痛みを伝えても、もし十分に対処してもらえなかったら

　もし、痛みを伝えても十分に対処してもらえていないと感じるときがあったら、まずその病院の看護師に「痛みが取れなくて眠れない」など、状況を伝えて相談してみてください。外来通院中なら、外来の看護師に、入院中なら病棟の看護師や看護師長に、相談してみてください。もし、それが難しかったり、看護師にも相談しているのにうまくいかなかったら、がん診療連携拠点病院のがん相談支援センターにご相談ください。がん相談支援センターでは、疼痛コントロールを受けるための方法や対応を一緒に考えます。必要に応じて、地域のペインクリニックなどの医療機関の情報提供もしています。

**胃** がんが再発して、しばらくたったころから痛みが出てきました。主治医に伝えて痛み止めの薬が処方されたのですが、薬をのんでも痛みはひどくなるばかりでした。夜も眠れないくらいつらくなったとき、思い切って緩和ケア外来を受診したところ、麻薬系鎮痛薬を処方され、痛みはずっと楽になって、夜もぐっすり眠ることができるようになりました。このことで主治医がすべてを知っているわけではなく、よく知らないこともあるのだと知りました。
　痛みがひどかったころは、外出もままならなかったですし、悪いことばかり考えてしまいひどい精神状態でしたが、今は痛みのコントロールができているので、好きな映

画を見にいくこともできますし、気持ちも明るくなりました。

　がん診療連携拠点病院には必ず、緩和ケア外来や緩和ケアチームがあります。痛みは我慢しないで、早い段階から専門の医師に診てもらうことを、同じ患者として皆さんにも勧めたいです。緩和ケアは最期に受診するところではなく、少しでも快適に生活していくために必要な治療をしているところなんです。

──北海道、49歳、女性

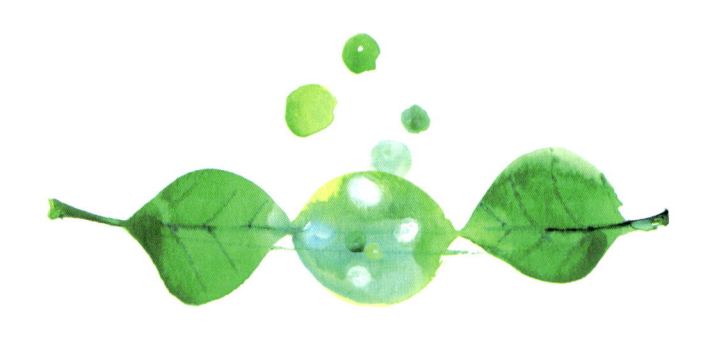

# 体や心の不調に対処する

- 疲労、疲れやすさ
- 吐き気および嘔吐
- 食事がとれない
- 眠れない
- 体の堅さ、こわばり
- 気持ちが沈む、つらい
- つらい症状に対応する方法

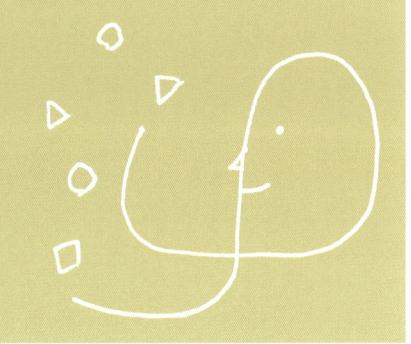

　がんの治療やがんが進行することによって生じる、痛み以外の疲労、吐き気、食欲不振、睡眠の問題、だるさ、気分の落ち込み、孤独感などの体や心の不調に対しても、適切に対処することは、生活を守り、自分らしさを保つことにつながります。また、これらの症状は、がんの治療によっても生じることがありますので、つらい症状があるときにはどんなことでも遠慮しないで医療者に話してください。これらの症状に対処するときには、患者さん自身の「楽になった」「楽にならない」という評価を最優先します。何よりもあなたが満足できる結果を得られるまで、できるかぎりつらい症状を和らげることが大切だからです。ここでは体や心の不調とその対処方法のいくつかを紹介します。

## 疲労、疲れやすさ

　疲労は、疲れを感じることにとどまりません。疲労はエネルギーがなくなってしまう状態であり、以前は普通にやっていたことができなくなることです。がん治療のほかにも、不安、ストレス、気分の落ち込み、食事・睡眠パターンの変化など、たくさんのことが原因となって疲労を引き起こします。疲労でつらい場合には、次のように対処してみましょう。また疲労を和らげる薬剤を使うこともありますので、つらいときには遠慮しないで担当医に伝えましょう。

- 次回の診察時に医師または看護師に疲労について話し、緩和する方法について尋ねる
- バランスのとれた食事をとる
- 1日の計画を立て、あなたにとって大切なことだけを行う
- 毎日短い休憩をとり、休んでリラックスする
- 昼寝をする
- ほかの人に援助を頼む

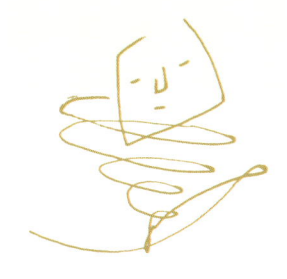

## 吐き気および嘔吐

　吐き気や嘔吐はどちらもつらい症状です。吐き気や嘔吐を治療しないでおくこと自体がつらく、がんの治療や食欲など、身の回りのことに影響します。吐き気や嘔吐を抑える薬は多数ありますので、どの薬があなたに最も合っているのかを医師に尋ねてみましょう。

　食事の内容を変えることで症状が和らぐこともあります。

- 食べられるときに食べられるものをとる
- 食事を少量にして1日5〜6回に分けて食べる
- 吐き気や嘔吐が悪化する食品は控える。甘いもの、脂肪の多いもの、塩分の強いもの、刺激の強いもの、あるいは強いにおいのする食物は吐き気や嘔吐を悪化させることがあります
- 体が乾燥しすぎない（脱水にならない）ように液体をできるだけ多くとる。スープ、アイスクリーム、水、ジュース、ハーブティー、スイカなどを食べるとよいでしょう

## 食事がとれない

　患者さんによっては、食事をとることが難しくなることがあります。食欲がない、のどがつかえるような感じなど、いろい

ろな症状で食事をとることが苦痛だったり、難しい場合、また、下痢などの消化不良があるときには、医師や管理栄養士に相談してみましょう。医師や管理栄養士はあなたの食事について具体的なアドバイスを提供してくれます。

- 症状や状態に合わせた食事をとる
- 調理方法やメニューを工夫する
- 栄養補助食品やサプリメントを上手にとる
- 別の方法（点滴や経管栄養など）で必要な栄養をとる

　症状や状態に合わせた調理方法やメニューについては、「症状で選ぶ！ がん患者さんと家族のための抗がん剤・放射線治療と食事のくふう」（静岡県立静岡がんセンター・日本大学短期大学部食物栄養学科編）の書籍が参考になります。また、口内炎や口のトラブルで食事が進まない場合には、「口内炎・口内の乾燥」（がん情報サービス）の情報をご覧ください。

## 眠れない

　病気、痛み、ストレス、薬物、入院などが原因となって睡眠問題を引き起こすことがあります。例えば次のような問題です。

- 寝付けない（入眠困難)
- 短時間しか眠れない
- 夜中に目が覚める
- 一度目を覚ますと眠りに戻ることが難しい

睡眠の問題を解決するために、次のことが役立ちます。

- 騒音を減らす、照明を薄暗くする、暖房または冷房を入れる、体を枕で支える
- 体を締め付けない柔らかい衣服を着る
- 寝る前に風呂に入る
- 寝る2時間前に高たんぱくの軽食を食べる（温めた牛乳、チーズ、ナッツ、またはスライスした鶏肉など）
- カフェインを控える（コーヒー、紅茶、緑茶、コーラ、ココアなど）
- 睡眠時間を規則正しく同じくらいの長さでとる
- 昼寝は15〜30分までにする
- 睡眠を改善するための薬剤について担当医に相談する

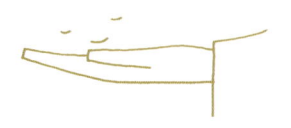

## 体の堅さ、こわばり

　治療やがんの影響で、体のさまざまな部分に痛みを感じることがあります。また体が弱くなった感じや疲労感を覚えたり、体がいつもより堅いと感じたり、筋肉がこわばったりして体のさまざまな部分を動かすことが難しくなることがあります。このような問題が起きた場合に、軽い運動やマッサージが役立つことがあります。軽い運動やマッサージは、血行をよくしたり緊張をほぐしたりして、疲労感を和らげ、筋肉や神経の機能を改善したり、力強さやバランスを回復することにも役立ちます。

## 気持ちが沈む、つらい

　気持ちが沈んだり、つらい場合には、心療内科や精神科といった精神の専門家の支援を受けることは、時にとても有効です。
　厳しい現実に置かれれば、心もバランスを崩します。
　風邪をひいたときには、咳止めや解熱剤などの薬を使います。それと同じで、眠れないときや不安で苦しいときには、眠れる薬や不安を軽くする薬を使うことで、心の回復を早めることができるのです。これらの薬は習慣になることはありません。症状が治まれば、薬剤も中止することができます。
　また心のケアは、心療内科や精神科、緩和ケアチームなどの医師のほか、心理士、看護師、ソーシャルワーカーなどにも

相談できます。不安や落ち込みはもちろん、睡眠の問題や対人関係のストレスなど、ストレス全般に関して相談することができます。

## つらい症状に対応する方法

　体のだるさなど、つらい症状はさまざまな原因で起こります。これまでにあげた方法以外にも、血液の循環を促すよう足浴をしたり、リラクセーション法、アロマセラピーを活用したりすることが効果的なことがあります。何か新しいことを始める前には、必ず担当医に相談しましょう。

　**リラクセーション法**
　リラクセーション法を用いると、心拍数・呼吸数の減少、血圧の低下、筋緊張の低下、新陳代謝（しんちんたいしゃ）の低下などにより、バランスのとれた身体状態を示します。この反応によって、ストレスの軽減、痛みや不安などの多くの身体的・精神的状態の軽減、免疫機能（めんえきき のう）を高める、倦怠感（けんたいかん）や不眠のストレス反応を正常な状態に戻すことに有効で、痛みやだるさなどの軽減に役立ちます。
　自分でできるリラクセーション法には、呼吸法や漸進的筋弛緩法（ぜんしんてききんしかんほう）などがあります。
　漸進的筋弛緩法とは、筋肉に注意を集中して意識的に緊張させ、それから力を抜いて、その違いを体感する方法です。

### アロマセラピー

　香りは鼻から入って脳に届き、体と心に働きかけます。アロマセラピーでは、植物の花・葉・根・果実・樹皮などからとれる100％天然の精油(エッセンシャルオイル)が、香りを発し、脳に働きかけて、自律神経系の働きが整えられ、心身のバランスを取り戻すよう促します。

　ホルモン療法(内分泌療法)などの治療を受けているときには、その効果を阻害してしまうものがあるので注意が必要です。担当医やアロマセラピストに確認してわからないことがあるようならば使用を控えましょう。

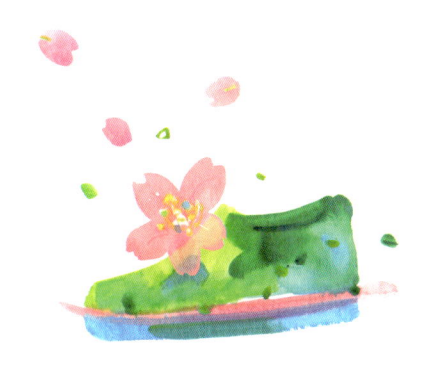

# 臨床試験に参加するには

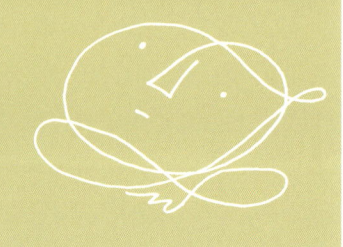

■ 臨床試験の3つの段階
■ 臨床試験に参加することの利点と不利な点を知っておく
■ 臨床試験（治験）に参加するには

　がんの種類や状態によっては、一般的な治療では対応が難しくても、「臨床試験」に参加することで、まだ研究段階にある治療を試すことができる場合もあります。

　臨床試験は新しい治療法や診断法を評価するための方法です。すなわち、評価を行う段階にあるものなので、必ずしも効果が十分にあるかどうかは確かめられていません。そのため、臨床試験に参加するには、まず臨床試験以外に、標準的な治療やエビデンス（科学的根拠）の高い治療などの選択肢が残っていないかを調べる必要があります。必ずこれらの治療法がないかを担当医に相談しましょう。場合によっては、セカンドオピニオンを受けるという方法もあります。臨床試験に参加できるかどうかについては、がんの種類や進み具

合、年齢や合併症の状態などの試験ごとに決められた規準があります。また、これまでの治療やがんの再発場所も規準の対象となります。

## 臨床試験の3つの段階

　臨床試験には安全性や有効性を確認しながら順番に進めていく3つの段階があります。ひとりの人が、このすべての段階に参加するというものではありません。研究段階が進んでいくにしたがって、第1相（そう）から第3相試験に進んでいきます。

**第1相試験**：どの程度の用量が治療に安全か、ならびにその投与方法を試験します。一般に単一あるいはごく限られた施設で、10人前後を対象として行います。

**第2相試験**：がんが新しい薬剤または治療にどのように反応するかを検証します。複数施設で数十人を対象として行います。

**第3相試験**：すでに承認され使われているがん治療（標準治療）と研究者がよりよいと考える新しい治療を比較します。多数の施設で数百人（場合によっては1,000人以上）を対象として行います。

## 臨床試験に参加することの利点と不利な点を知っておく

　標準的な治療法がない場合には、整った環境のもとで受けられる新しい治療法である臨床試験は、あなたが受ける治療の選択肢の1つになるかもしれません。一方で、それほど効き目が高くないことや、副作用が強いことがわかる可能性もあります。その時点ではまだ、新しい治療法の有効性や安全性の評価が定まっていないためです。

## 臨床試験（治験<sub>ちけん</sub>）に参加するには

　臨床試験への参加を希望する場合は、まずは担当医に相談してみましょう。担当医から臨床試験に参加することについて提案があったときも含めて、あなた自身が、自分の状態と、臨床試験の目的や対象、方法について、十分把握しておく必要があります。その上で、担当医から臨床試験を実施する病院に紹介してもらうことになります。

　臨床試験に参加することは、将来の患者さんへの、よりよい治療法の提供に役立つことがあります。しかし、必ずしも保険でその費用を賄<sub>まかな</sub>えるとは限りませんし、保険で賄える費用は臨床試験によって異なります。臨床試験についての詳細を知りたい場合は、担当医に相談しましょう。

**腎**臓がんが再発して、インターフェロンで対応していたが、次第にがんが大きくなり、担当医から臨床試験への参加の話があった。当時、腎臓がんに対しては唯一インターフェロンしか保険適用はなく、抗がん剤は効かないといわれていた。欧米で認可されている分子標的剤への臨床試験参加の話であったが、担当医およびコーディネーターの方から効果および副作用につき、詳細な説明を受けた。それを踏まえて、自らインターネットで欧米の状況等情報を集め、さらに担当医およびコーディネーターの方と相談した上で、最終的には自ら判断をし、臨床試験に参加した。ほかに治療方法がない中での臨床試験への参加であったが、自ら調べたものの、治療効果や副作用の不安はあった。欧米での臨床試験ほどの効果はあるのか、副作用はどれほどのものなのか、心配は尽きなかった。やはり、のみ始めてしばらくして、想像していたより大きな副作用が生じた。医師から明確に説明されていなかった副作用も出てきた。しかしながら、それらも時間の経過とともに何とか対応できるようになった。効果は、のみ始めて3年間がんは特に小さくなっていないが、日常生活を過ごすのは問題ない。自分にとっては、臨床試験に参加したのは幸運ではあったが、医者からの情報提供、相談できる環境により、参加できたと考えている。

──東京都、54歳、男性

**免疫療法**

　免疫療法は、研究段階にある治療法です。近年、がん細胞を攻撃する免疫機能についての研究が進められていますが、確実な治療効果が得られた例は、国内だけでなく国外においてもまだほとんどありません。治療効果をうたって提供している医療機関もありますが、研究段階の治療法ですので、臨床試験として治療を受けることが、治療上の安全を確保するためにも大切です。免疫療法に興味がある場合には、まず担当医に相談してみましょう。

# 未承認薬について

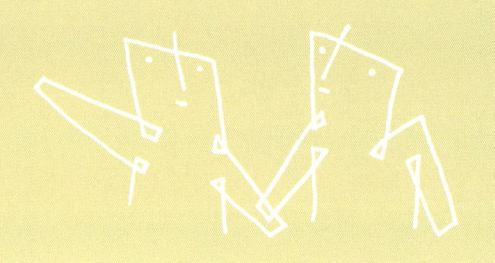

　未承認薬は、効果があるか、安全であるかまだ科学的に確認がされていない薬剤です。そのため未知の副作用等が起きる危険性が高いことを理解しておく必要があります。臨床試験として利用するのが大前提であり、臨床試験の効果や意義について担当医と十分に話し合うことが大切です。

　「未承認薬」と呼ばれるものには、大きく下記の3種類があります。

① 世界中のどの国でも承認されていない開発途上にある医薬品の候補で、人を対象とした臨床試験や基礎研究が十分に行われていないもの

② 外国（米国や欧州）で承認されているが日本では薬事法上の承認がないもの

③ 日本でも薬事法上の承認を得て流通しているが疾患によっては承認がなく治療に使えないもの（適用外使用と呼ばれることもあります）

　②③については、日本人や日本の医療環境において有効性・安全性が十分に確かめられていないために承認されていないもので、医療機関によっては使用しない方針をとっているところもあります。未承認薬の使用は、ときに思い描いていた治療効果が得られないばかりでなく、予期しない副作用で苦しむ場合もあることを十分に理解し、納得しておく必要があります。医師との話し合いでは、副作用や予期せぬ状態になったときにどのような対応が可能であるかについても聞いておきましょう。

　繰り返しになりますが、未承認薬を使う場合、基本的には臨床試験（治験）下で使うことが大前提です。開発途上にある医薬品や承認された直後の医薬品には未知の副作用等が起きる危険性があります。仮に副作用等で問題が生じた場合であっても、治験であれば企業等から副作用情報や対応方法などの情報が速やかに提供されます。

　一方、海外で承認されているものの日本では承認されていない医薬品を個人輸入した場合には、こうしたリスクに関す

る情報から隔離(かくり)された状況で使用することになります。あなた自身の安全のためにも、そして同じように未承認薬を使用している人たちのためにも、そうしたリスクに関する情報をお互いに早く利用できるようにしておくことが大切です。未承認薬に興味がある場合には、担当医や専門家とよく話し合いましょう。

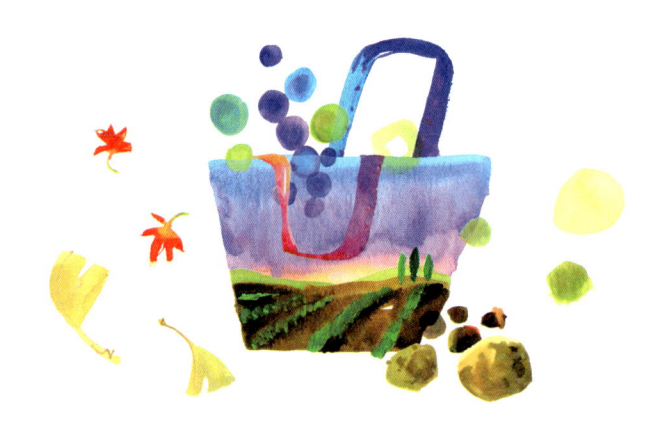

# 補完代替療法に
# 興味を持ったときには

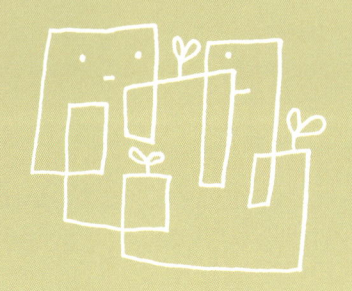

■ 利用の前に

　補完代替療法とは、通常、がん治療の目的で行われている医療（手術や薬物療法〔抗がん剤治療〕、放射線治療など）を補ったり、その代わりに行う医療のことを指します。健康食品やサプリメントがよく注目されますが、鍼灸（はり・きゅう）、マッサージ療法、運動療法、心理療法と心身療法なども含まれます。これらの補完代替療法のうち、がんの進行を抑えるという効果が科学的に確かめられたものはありません。ただ、患者さんによっては体が楽になるなど役立つと感じる人もいます。

　一部の補完代替療法は安全ですが、一部の補完代替療法は正しく作用することが証明されていません。実際に害を与えることがあります。また、予期せぬ反応を示して、医師が

処方した薬剤の効果を妨害することもあります。さらに「天然製品」とうたっていても、それは必ずしも安全な製品であることを意味するものではありません。あたかもがんに効くような治療効果をうたっている補完代替療法に対して、過剰な期待をすることは禁物です。

何か新しいことを始める前には必ず担当医に相談してください。

## 利用の前に

補完代替療法を自分や家族で考えるときには、まず以下のことを踏まえて検討する必要があります。

あなた自身に問いかけてみましょう。

- この補完代替療法は、あなたが行っている治療に悪影響を及ぼさないことが確認されているか

- この補完代替療法について、担当医に相談して、賛成が得られたか

- この補完代替療法について、家族や経験者、第三者など冷静な意見を得られる人に相談したか

- この補完代替療法の効果を自分は冷静に判断しているか

- この補完代替療法は本当に自分にとって負担になっていないか。お金や時間、快適さの点で無理をしているところはないか

- 補完代替療法を受けるオフィスやスタッフに不快な気分を感じなかったか
- この補完代替療法の専門家は、標準的ながんの治療について、信頼できる発言をしているか。補完代替療法の効果を過度に宣伝してはいないか

厚生労働省がん研究助成金
「がんの代替療法の科学的検証と臨床応用に関する研究班」編集
「がんの補完代替医療ガイドブック」第2版を参考に作成

### 漢方薬や鍼

漢方薬や鍼治療といった東洋医学は、体の調子を整える働きがあります。一方で、漢方薬はほかの薬とののみ合わせや食べ合わせによって、また、鍼治療も場合によっては、予期せぬ反応を起こすことがあります。治療を行っているときには特に注意が必要です。これらを併用するときには担当医に相談してから処方を受けたり治療を始めたりするようにしましょう。

### 健康食品やサプリメント

がんと診断された人の多くが何らかの健康食品やサプリメントを試しているといわれています。ただ、がんの治療として有効だと科学的に証明されているものはなく、場合によっては治療の効果を妨げることもあることに注意してください。「天然の」物質・食品・食物などが、必ずしも「安全である」ことを意味しているのではないことを頭に置いて、実際に試す前に担当医と相談することが重要です。

**私**も、がんに効くとして日本ではとてもポピュラーだったサプリメントを利用したことがあります。しかしながら、当該商品に添付されていた効能書（こうのうがき）や関連図書を見ても、がんに効くという科学的な根拠は皆無に等しい状態でした。さらに、信頼できる図書によると、当該サプリメントは、害はあっても効能はないという分析でした。まさに「藁（わら）にもすがる」思いで利用したのでしたが、結局、一度も効果を実感したことはありませんでした。

　案の定、一時はとても有名だったこのサプリメントやその宣伝のための関連図書は、違法行為として取り締まりが強化されたせいか、最近は見かけることはなくなりました。

――東京都、58歳、男性

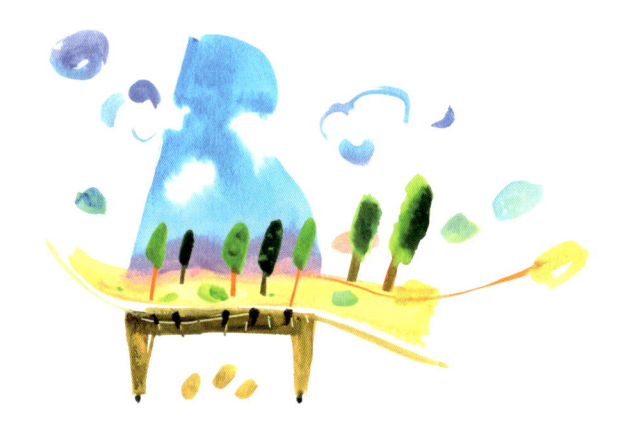

補完代替療法については、信頼できる情報源から情報を得ましょう。

■ 国立研究開発法人国立がん研究センター
　がん対策情報センター　がん情報サービス「代替療法」
　https://ganjoho.jp

■ 国立研究開発法人国立健康・栄養研究所
　「健康食品」の安全性・有効性情報
　https://hfnet.nibiohn.go.jp/

■ 厚生労働省
　「統合医療」に係る情報発信等推進事業
　「統合医療」情報発信サイト
　https://www.ejim.ncgg.go.jp/

# 治療法をどう選ぶか

- 治療法の選択は慌てないで
- 治療法の選択に当たり考慮すべきこと
- 担当医と話し合う
- 自分の気持ちを整理して、治療の選択肢を考える
- 必要に応じてセカンドオピニオンを受ける
- 納得して治療を選択するために必要なこと
- 緩和ケアを中心とする治療やホスピスを担当医から勧められたとき
- 積極的な治療を受けないことを選択したとき

## 治療法の選択は慌てないで

　治療法の選択は、あなたの生き方と直接かかわることです。すぐに決めるようにと言われる場合もあるかもしれませんが、納得のいく選択ができないときには待ってほしいと伝えることも大切です。告知のショックの中で、新しい情報を次々と提示されてもすぐに選べないのは当然です。十分に納得できないまま同意して治療に進むと、後から後悔することにもなりかねません。「一度、家族とも相談させてください」「先生のお話は理解しましたが、ほかの先生のご意見も聞いてみたいのですが」など、あなたが落ち着いて考えるためにひと呼吸できる時間をもらうことも重要です。

多くの場合、がんが急速に進行するということはありません。考える時間がどのくらいあるのか、率直に医師に尋ね、ゆっくり自分の気持ちを整理できる時間を持ちながら、あなたが大切にしたいことと治療法の選択肢を比べてみてください。

また、画像診断や腫瘍マーカーなどで再発が疑われる状況となったとき、病状を改めて把握するためにいろいろな検査を行っていきます。いつまでも検査が続くような気がして、不安になったりイライラしたりすることがあるかもしれません。一般に検査を行うときには、最初に行った検査の結果を基に、予測される状態を絞り込みながらより正確に把握できる詳しい検査へと進んでいきます。そのため1つの検査の結果が出るのを待ち、その後、さらなる検査を行うことになるために、検査ばかりしていると感じることがあるかもしれません。ただ、先にも述べたとおり、ほとんどの場合、検査をしている間に急速にがんが進行してしまうことはありません。不安な場合には担当医に尋ねてみるとよいでしょう。

## 治療法の選択に当たり考慮すべきこと

どのような治療にも優れた点、劣る点があります。

もし、「必ず治る」という治療法があるのであれば、選択の迷いは少ないかもしれません。しかし、ほぼすべての治療の結果は確率でしか表すことができません。また、「再々発の可能性が何％」という客観的な値が示されたとしても、その

治療を行うことが体や生活に与える影響は、人によって異なります。そのため、治療法の選択は、提示された治療についてよく理解した上で、あなたが何を大切にしたいのかを併せて考えることがとても大切になってきます。

　例えば、「治療が身体的に大変だとしても完治を目指したい」と考える人は、客観的なデータに基づいて再々発の可能性が一番低いものを選択したいと考えるかもしれません。「将来、子どもを持てる可能性を維持したい」と考える人は、再々発の確率が少し上がるとしても、そのための機能を温存する治療法の方が自分にとって重要であると感じるかもしれません。「がんに対する治療は行わないが、痛みを取るための治療を行っていく」などの選択肢を考える場合もあるでしょう。これらはその人の病状だけでなく、年齢、役割、生活環境や価値観によっても異なるため、あなたにしかわからないものです。

　とても難しい選択ですが、十分に納得して治療を受けるためには、あなたが提示された治療の選択肢の優れた点、劣る点がどのようなものなのか、そしてあなたが大切にしたいことは何なのかを落ち着いて整理することはとても重要です。書き出してみることで整理できる人もいますし、誰かと話をすることで整理できる人もいます。大変な作業ですが、ぜひ、自分の理解と気持ちを整理して、担当医と話し合ってください。

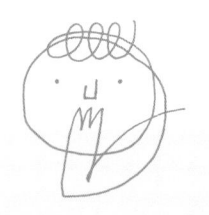

**医療者と「言葉の意味」を共有する**

　医療者から治療の効果の説明を受けるときには、これからの日々を有意義に過ごすために必要な見通しを誤って理解することがないように、患者さんや家族と医療者が使う言葉の意味についてもお互いに理解を深めることが大切です。その上で、治療の目的や予測される効果について話し合うことが必要です。

　例えば「効く」「有効」「治る」などの言葉はがんの治療のときによく使われる言葉です。しかしその言葉の意味は、患者さんや家族と医療者の間で大きく異なっていることがあります。

　患者さんや家族は、「効く」と言われると、がんがなくなったり（根治）、あるいは寿命が長くなる、がんによる苦痛が取れるといった目に見える直接的な効果を想像します。

　けれども医療者が「効く」と言うときには、治療によって「がんが小さくなった」ということを指しており、その意味は「がんの進行が抑えられた」ことであったり、「延命効果はないけれどがんは小さくなった」ことであったりします。がんが小さくなることによって、痛みなどの症状が和らぐこともありますが、すべての治療でそうなるとは限りません。

　このように、お互いが使っている言葉の意味が違えば、その先の治療の話や見通しについて話し合うときも、かみ合わなくなってしまいます。患者さんや家族と医療者が、同じ目標に向けて語り合えるように、わからない言葉があったり、使っている言葉の意味がかみ合わないと思ったりしたら、遠慮しないで確認することも大事です。

## 担当医と話し合う

　再発がんの告知は、初発のがんの告知以上につらく、ショックを受けるものだといわれています。医師の伝え方に配慮がない、と感じている人、以前の治療やこれまでの検査が不十分だったのではないかと感じている人もいるでしょう。

　患者さんの気持ちに丁寧に配慮し、患者さんが伝えた望む生き方に沿った治療について、必要な情報を十分に提供することが望ましいのですが、残念ながらこれは医師にとってとても難しく、すべての医師ができるとは限りません。あなたが「冷たい」と感じた医師も、もしかすると、あなたにつらい事実を伝えることが苦しいと感じて、十分に話すことができなかったのかもしれません。また、残念ながらあなたの希望を伝えたはずなのに無関係な治療方針を提示されたり、十分な情報が得られなくて、怒りを感じたり、戸惑うような場合も起こるかもしれません。しかし、担当医から必要な情報を十分に得ることは、あなたが納得できる治療を受けていくためにとても重要です。話しにくい、雰囲気が苦手、と感じる場合には、家族や親しい人にも同行してもらうなどして、ぜひ十分に担当医と話し合ってください。また、担当医に直接話しにくい場合には、まず看護師やがん相談支援センターに相談してみることもできます。あなたの気持ちに沿った治療に進めるよう、納得できないことがあるときには、ぜひ医療者に相談してください。

医療のボランティアをしていたこともあって、自分が先生から手術前の説明を聞くときに、後でボランティアをするときに役に立つだろうと、先生に頼んで、医師からの説明の内容を録音させてもらいました。

　手術前のインフォームドコンセントもとても理解しやすく丁寧だったので私も納得して手術を受けました。それなのに術後ベッドにいると痛みや不快感などで「こんなこと聞いてなかった!!」「どうして言ってくれなかったの?」など不信感でいっぱいになりました。そんなとき、録音テープを聞き直してみると、担当医からわかりやすくしっかりと説明されていたのです。その後何度も何度もテープを聞きながら自分の状態を確認しながら療養しました。そして自分の状態を受け入れることができました。

　自分は冷静なつもりでいましたが、実際には、聞けていなかったり、覚えていない、聞いたつもりでも理解していないということが本当にあるんだなあと思いました。

――広島県、59歳、女性

## 自分の気持ちを整理して、治療の選択肢を考える

　確かに最初のがんの治療に比べると、再発のときの治療は選択肢が限られている場合もあります。また、これ以上何もできないという医師もいます。けれども治療法が何もないということはありません。仮にがんを根治することが難しいと言わ

れた場合であっても、進行を遅らせたり、痛みを取るなどの治療によって、当初考えていたよりもずっと長い時間を自分らしく過ごせる人もいます。

　あなたの体やがんの状態から担当医はどのような治療法を提示してくれたでしょうか。それぞれの治療法の長所、短所を書き出してみましょう。そして、あなたが大切にしたいことを優先するためにはどれが適しているのか、見比べてみてください。
　求めるような治療法が提示されず、もっとよい方法があるのではないかと感じるときや、別の医師の意見を聞いてみたいと思ったときには、ぜひセカンドオピニオンを受けてください。治療法を選ぶことは、あなたらしく生きるためにとても重要な選択です。セカンドオピニオンを受けることは、医療関係者の常識になっています。医師が気を悪くするのではないか、など心配する必要はありません。
　また、すべてを自分ひとりで理解し、選択しようとするのは心にも重荷だと感じる場合もあるでしょう。家族や親しい人に説明の場に同席してもらうのも心強いものです。医師からの説明が一度では理解できない、医師に質問したいけれど自分からは言い出せないなど、悩むこともあるかもしれません。そんなときには、ぜひがん相談支援センターに相談してみてください。

**肺**機能を維持して肺がんの手術が終わったころ、これまでのように山歩きもできそうと、有頂天でした。しかし、浸潤(しんじゅん)などのため抗がん剤治療の薬を組み合わせる段階で、肺機能の維持にあれほどこだわっていたのに、「脱毛が少ない、値段が半分」を理由に間質性肺炎(かんしつせいはいえん)のリスクの高い組み合わせを選んでしまいました。先生が、点滴直前に間質性肺炎のことを詳しく話してくれました。「いまの状態を維持したくて、追加の抗がん剤治療を受けるのではなかったのか。間質性肺炎の危険性のある組み合わせなどもってのほか」とうかがい、慌てました。懸命に別の選択肢を探しました。そして間に合いました。

　「脱毛のこと」「価格のこと」は、一過性の問題で時間が解決してくれますが、間質性肺炎は逆戻りのない症状、いったん発症すれば取り返しがつきません。この関係を急場で的確に気付かせてくれた先生に本当に感謝しています。

　治療を始めてある程度進むと、目的や動機があいまいになることがあります。病状が変化したり、治療法が変わるときなどは緊張しそれなりに対応できたとしても、自分がなぜそれを選ぶのかを、自分に問い続けることが大事だと思います。そして日ごろから自分の気持ちを担当医に率直に伝える努力の継続が、いざというときに役立つと感じました。

——群馬県、69歳、男性

## 必要に応じてセカンドオピニオンを受ける

　最善の治療を受けたいと思うのは当然です。1人の医師の意見だけでなく、別の医師の意見も聞いてみることで、より納得できる治療法が選択できるかもしれません。医師が気分を害するのではないかと心配する人もいるかもしれませんが、セカンドオピニオンを求めることはとても一般的なことになってきています。セカンドオピニオンを受けたいと感じるときには遠慮しないで担当医にそのことを伝えましょう。セカンドオピニオンの結果を踏まえて、現在の担当医と再度話し合った結果、転院することになる場合もありますが、「セカンドオピニオンを受けること＝転院すること」ではありません。セカンドオピニオンとは、現在の担当医のところで治療を受けることを前提として、別の医師、別の医療機関の意見を聞くことです。現在の担当医からの紹介状や検査結果をもらった上でセカンドオピニオンを受けることが重要です。

　セカンドオピニオンを受けるときには、できればがん治療について十分に経験のある医療機関を受診しましょう。どこを受診したらよいのかわからないときには、がん診療連携拠点病院などにあるがん相談支援センターに相談してみてください。その病院を受診していないとしてもどこで受けることができるか、情報を提供してくれます。

　セカンドオピニオンで大切にしなければならない点は、初発のがんのときと同じです。まずファーストオピニオン（今の担当医の説明）をよく理解すること、その上で自分の希望や

懸念をきちんと整理すること、そしてセカンドオピニオンで得たことを踏まえて、担当医と再度治療法についてどうしたいのか相談することがとても重要です。

　**再**発がんの治療のために抗がん剤治療を受けていたとき、初発のときは6クール行った治療を、主治医は4クールで終わりにしようと言い出しました。私は6クール以上やるべきだと思っていたので納得できず、セカンドオピニオンを受けることにしました。紹介状に加えて血液検査データやCT画像、私のがん細胞の病理標本まで用意してもらい、静岡と東京の病院へ母と一泊旅行で出掛けました。

　2つの病院でそれぞれの観点から意見を聞いて、私は4クールで治療を終えることに納得しました。納得しないまま4クールで止めるのと、納得して4クールで止めるのでは全然違ったと思います。静岡と東京の医師が主治医あてに報告の手紙を書いてくださり、主治医自身も別の医師の意見を知ることができたのはよかったようです。この件を通して私と主治医は意見を言い合える関係になれました。そして、それまで以上に主治医を信頼できるようになりました。

　セカンドオピニオンを受けるために主治医には事務的な手間をかけたし、自分には諸費用の負担があったけれど、治療方針に納得ができたのは重要だったと思います。

——岐阜県、27歳、女性

## 納得して治療を選択するために必要なこと

　がんの再発という困難な状況で、体にも負担のかかる治療に向かうためには、あなた自身が治療の選択について納得していることがとても重要です。なぜ、その時期に、その治療を受ける必要があるのか、もしくは受ける必要がないのか、納得できていないと治療の途中で不安になることがあるかもしれません。

　あなたは次のようなことを十分に理解し、納得できていますか。

- あなたのがんの状態はどのようなものですか。ある場所だけにあると言われていますか。それとも、体のあちこちに広がっている（転移している）可能性が高いと言われていますか

- あなたが提示されている治療法は何ですか。その治療法の効果、副作用、後遺症、費用、期間はそれぞれどのようなものですか。それはあなたにとってどのようなメリットとデメリットがありますか

- あなたの治療に対する希望を医師に伝えていますか

- 今、提示されている治療は、どのような予定で行われ、いつごろどのようにして効果を判断すると言われていますか

- 今、提示されている治療を受けなかったらどうなると予想されているのでしょうか。また、提示されている治療

の効果が得られなかったとき、次にはどのような治療を行う予定だと説明されましたか

- あなたが提案された治療には保険が適用されますか。保険適用外で効果がある治療の有無、あなたが受けられる可能性のある臨床試験の有無についても説明を受けましたか

- 担当の医師は、どの治療を勧めましたか。また勧める理由についても納得できましたか

- もし納得できないと感じているとしたら、それはなぜでしょうか。あなたの体の状態について十分な説明が得られていないのでしょうか。それとも治療法の選択肢に不満があるのでしょうか

　納得できないときには、あなた自身の気持ちに沿った選択ができるよう、自分がどこで納得できていないのか整理した上で、担当医にもう一度説明してもらうことも大切です。

## 緩和ケアを中心とする治療やホスピスを担当医から勧められたとき

　治療を進める中で、医師から「がんを体から完全に取り除く（根治を目指した）治療は難しい」、あるいは、「緩和ケアを中心に進めていこう」「ホスピスに転院してはどうか」などと伝えられることがあるかもしれません。根治が難しいという事実

を受け入れることは本当につらいことですし、医師から見放されたように感じることもあるでしょう。でも、根治が難しい場合にも、不快な症状を楽にしたり体調を整える治療はできます。緩和ケアはすべてのがん患者に対して提供されるものですが、痛みを取る、よく眠れるようにするなどの緩和ケアを十分に受けることでがんと付き合いながら充実した時間を過ごすことができる人はたくさんいます。事実を冷静に理解した上で、あなたがどのような治療や生活をしていきたいかを考え、担当医や周囲の人と相談していくことが重要です。

　そのときに必要なのは、あなた自身が何を大切にしたいかです。こうした治療の内容が大きく変わる、あるいは、変えるときこそ、治療の選択や療養生活の過ごし方など、あなたにとって大切なことを考えることはとても大事なことです。あなたの体の状態や心の不安や悩みについて医師とよく話し合い、あなたの生活が穏やかに、より満たされたものになるための方法を、医師やそのほかの医療スタッフ、家族をはじめとするあなたにとって大切な人たちとともに検討することが大切です。

## 積極的な治療を受けないことを選択したとき

　また逆に、あなたが積極的な治療はつらいから受けたくない、あるいは、自分らしく生きるために、体に負荷のかかる治療を受けないと伝えたいと思うこともあるかもしれません。

こうした選択で治療を中断した場合、医師や医療機関によっては、さまざまな理由から、あなたの選択を受け入れることができず、治療の継続が困難になることもあります。場合によっては、自分で、あなたのことを診てくれる医師や医療機関を探さなくてはならないことも起こります。このような状況はとても大変ですし、つらいことです。

　日ごろ、根治を目指した治療を提示したいという気持ちを持っている医師は、それが難しい場合に罪悪感を持ってしまい、なかなか緩和ケアを提案できないでいることがあります。また根治を目指した治療の提案ができない事態に至ったとき、あなたやあなたの家族に対して十分な説明をすることに慣れていないことがあります。まずは率直にあなたの思いを担当医に話しましょう。しかしどうしてもそれが難しい場合には、がん相談支援センターを頼ってみてください。がん相談支援センターは、あなたと一緒に、あなたが必要としている治療やケア、支援は何なのかなどについて考えてくれるところです。あなたが治療を受けていた病院でなくても利用できます。また相談にいったがん相談支援センターがある病院以外の情報についても調べることができます。

私は胃がんの再々発を告知されてから、1カ月の間にセカンド、サードオピニオンを受け、知り合いの医師に話を聞いたが、結論は延命治療しか残されていなかった。考えた末に病院での治療を受けないことにした。延命するための治療は断ったけれど、今後痛みが出たときや、何かあったときにはフォローしてほしいと思っていた。けれども、3年半お世話になった病院から、「治療をしない患者は診られない」ということで追い出されてしまった。その後、痛みが出てきてから緩和的な治療を受け入れてくれる病院を探すのは本当に大変だった。医師は患者に治療法を選択させるようになった。けれど、治療しないという選択は医師にとっては受け入れ難いもののようだ。私は今は抗がん剤などの治療をしないで、鎮痛剤で痛みはコントロールできているので、自宅で自分の生活を楽しんでいる。この状態がいつまで続くのかは、神のみぞ知ることなのだろう。医師の予測（余命宣告）は気にしないでいこうと思う。

　　　　　　　　　　　　　　——北海道、49歳、女性

# あなたの心に起こること

- 新たな気持ちと消えない不安
  ―自分の気持ちと上手に付き合うためのヒント―
- 消えない不安や恐れを感じるとき
- 悲しみや落ち込みを感じるとき
- 怒りやいらだちを感じるとき
- 自責の念にかられたら
- 孤独を感じるとき
- 生活の中の楽しみや喜びに気付くとき
- 得たものに気付くとき

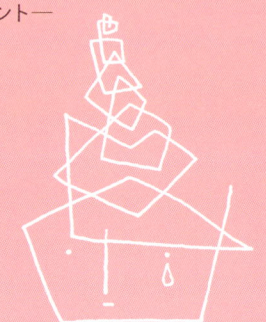

　がんが再発したことがわかったとき、怒り、喪失感、無力感、悲しみ、罪悪感など耐え難い気持ちが押し寄せてきたことでしょう。多くの人にとって再発の診断は、初発の診断よりももっとつらい出来事です。すべてを放り出してしまいたいという気持ちになる人も大勢います。いつも明るくしている必要はありませんし、元気なふりをする必要もありません。

　がんの再発を経験しながらも元気に過ごしている人を見ると、「自分もそうならなければ」という焦りを感じることもあるかもしれません。周囲の人から「いつまでも気落ちしていても仕方がない」と思われていると感じるときもあるでしょう。でも、あなたが今、計り知れない大きな衝撃を受けながらも、生きていること、持ちこたえていることそのものがとても重要なこと

なのです。落ち込んでも、逃げ出しても、誰かに怒りを向けていたとしても、それも無理のないことです。そのような中でもあなたが踏みとどまっていることの強さをまずあなた自身が認めてください。いつもの「きちんとした」「前向きな」「優しい」「配慮できる」あなたでいられないとしてもどうかあなた自身を責めないでください。多くの人があなたと同じように感じているのです。

## 新たな気持ちと消えない不安
―自分の気持ちと上手に付き合うためのヒント―

　現在、元気に活動している人であっても、再発がわかった直後には大きく落ち込んだと振り返っています。でも、時間の差はありますが、多くの人が気持ちを誰かに伝えたり、時間の経過とともに新しい気持ちがわいてきたといいます。そして、常に不安はなくならない、と言う人もたくさんいます。

　不安を感じながらも、同時に意味や希望を感じながら、再発がんとうまく付き合って毎日生活している体験者はたくさんいます。

　今はとてもそんな気持ちになれない、と思っても焦る必要はありません。無理に元気を出す必要もありません。あなたと同じような気持ちを体験した人が今、別の新たな気持ちを持てるようになった、ということが励みになるかもしれません。次のページはそんな気持ちになったときに開いてみてください。

## 消えない不安や恐れを感じるとき

**余**命半年と言われた。こんなに元気なのに、そんなことあるわけないと思った。なぜだか死なない気がする。きっと大丈夫だよ。来年咲くことを楽しみに花を植えた。でも、もしかしたら、その花も見られないのかもしれない。私の体の中には確実に「がん」があるのだから。そんなことを考えると怖い、怖くてたまらない。だから考えない。先のことは考えない。だって今日は元気なのだから。今日一日元気で楽しく過ごそう！

——広島県、64歳、男性

　がんが再発したことを受け入れるのはつらいことです。事実を受け止めるためにも時間が必要ですし、その事実を受け入れた上で必要なことを調整するにはさらに時間が必要になる場合もあります。しかし、必要以上に長い時間をかけてしまうと、治療の選択肢を話し合ったり、必要な治療を受ける時期を逃してしまうこともあります。焦る必要はありませんが、あなたが信頼する人と話すことで、時間の経過とともに心を落ち着け、次に向かう力を持てることもあります。

　多くの人ががんや治療の痛み、副作用のこと、治療により外見が変化すること、家族やお金のこと、仕事のことなど、さまざまなことで悩んだり、怖いと感じたりしています。これまでにはなかったたくさんの新しい問題に直面しなければならない状況は、患者さんにとって大きな負担になります。

がん相談支援センターの相談員や看護師、担当医など医療の専門家も、あなたのがんのこと、治療のこと、生活上の困り事など、それぞれの専門に応じた相談に乗ることができます。

　相談することによって、先の見通しがつくようになり、不安が和らぐと言う人もいます。あなたと同じように不安や恐れを感じている人はたくさんいます。ひとりで抱え込まないで、医療の専門家に相談してみてください。

　**私**はたえず、不安で不安で仕方がないのです。まるで細い糸の上に、やっとの思いでバランスをとりながら立っているようで、何かのはずみで、プツンと切れてしまうかもしれない感じです。目の前に自分の死を突き付けられているんです。
　それでも、自分の生と死に真っ向から向き合って、闘って生きていかなければならないのです。私だけではなく、再発がん患者はみんな抱え切れない不安と闘いながら生きています。

──広島県、52歳、女性

　**再**発がんの治療が無事に終わり、今は経過観察をしながらごく普通の生活を送っています。仕事も家事もして、趣味も楽しんで、他人から見たら健康な人とほとんど変わらないし、自分でもあまり病気を意識しない毎日。
　そんな私ですが、体のどこかが少し痛かったり、少し調子が悪かったりすると、「またがん細胞が動き出したんじゃないか？」

あなたの心に起こること　　75

という不安がよぎります。毎月の定期検査のたびに1カ月ずつ寿命を更新している感覚があって、検査結果が出る直前はいつも緊張してしまいます。生きている限りこの不安と緊張がゼロになることはないと思うから、これからも心の片隅に置いておくつもりです。

——岐阜県、27歳、女性

　がんが再発すると、心や体にも大きな影響があります。再発に伴って生じるさまざまなことに対処することは大きな負担ですし、時には打ちのめされたと感じることもあるでしょう。がんや治療による痛み、薬の副作用も、不安になったり落ち込む原因になります。

　がんの再発を経験した人のほとんどは不安を感じるものです。また、完全に不安を消してしまうことは難しいものです。しかし不安な気持ちをひとりでずっと抱えていることはとてもつらいことですし、心身の状態が悪化することもあります。不安な気持ちによって日常生活に影響が出るようであれば、ぜひ医療者に話してください。薬の処方や専門の相談先を紹介するなど、あなたの力になる方法を一緒に考えることができます。

　次に、あなたが不安を感じていることを示す兆候（ちょうこう）の代表例をあげますので、参考にしてください。

- 気持ちが非常に緊張し、神経が高ぶる
- 早鐘(はやがね)のような心臓の鼓動(こどう)がする
- 汗をたくさんかく
- 呼吸が乱れ、また息が正常に戻るのが遅い
- ある感情によってのどが詰まるような、あるいは胃が締め付けられる感じがある
- 怖いと感じる

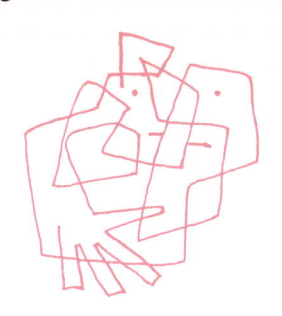

## 悲しみや落ち込みを感じるとき

気が付くといつも下を向いて歩いている私がいました。周囲と違う空気を吸っている気がしました。私だけが不幸な人、かわいそうな人と思い込んでいました。通院の帰り道、アスファルトの土だまりにけなげに咲いたスミレの花を目にし足が止まってしまいました。考えてみれば走り続けた人生、花に気付く余裕もありませんでした。がんになったことはつらいけれど下を向くのも立ち止まるのも悪くないと思った瞬間でした。

――広島県、59歳、女性

悲しみや落ち込みは、大きな病気に直面したときに誰もが経験する心の自然な反応です。治療を再び受けなければならないことや生活が変わってしまうことについて悲しく感じることは当たり前のことです。四六時中明るくしている必要はありませんし、元気なふりをする必要もありません。落ち込んだときには、落ち込んだ状態のまま静かにしていたいと思う人もいます。つらいときでも生活に楽しみを見出すことが役に立つと考える人もいます。その人の気持ちに沿った方法があります。

　ただ、悲しみや絶望感があなたの気持ちの大部分を占め、落ち込みの兆候が2週間以上続くときは、医師に相談してください。適応障害や気分障害（うつ状態）かもしれません。症状によっては、通常の気持ちの落ち込み以外の身体的な問題が原因であることも考えられます。

　いずれにしても、医師にこうした問題が起きていることを知らせることは重要です。

### 落ち込みの兆候

- 無力で絶望的だと感じる、あるいは人生は意味がないと感じる
- 家族、友人、趣味、あるいはかつて楽しんだことに興味がわかない
- 食欲が減退する
- 短気で不機嫌だと感じる

- 頭で、ある一定の考えをまとめることができない
- 長時間、あるいは毎日何回も泣く
- 自分を傷つけること、あるいは自殺することを考える
- 「神経過敏(しんけいかびん)」になっていると感じる、いろいろな想いが巡る、またはパニック発作がある
- 睡眠問題がある（眠れない、悪夢を見る、眠りすぎるなど）

## 怒りやいらだちを感じるとき

　とにかく夫のやることなすことにイライラしました。私が頼んだことを忘れる。頼んだとおりのことができない。何度言っても身の回りのものを定めた場所に置いておかない。無性に腹が立ちました。でも、思えば、私は思うように動かないこの足や体にどうしようもなくイライラして、夫に当たっていたんだと思います。

——神奈川県、65歳、女性

　怒りやいらだちを感じることもあるでしょう。「なぜ私に？」という思いが怒りになることもありますし、がんや医師、家族

に対して腹を立てることもあるでしょう。怒りを感じたら、自分がなぜ怒っているのかについて考えてみましょう。怒りは、恐れ、パニック、いらだち、苦悩、あるいは絶望感などの感情から生じることがあります。

　怒りの原因を突きとめることは難しい場合もありますが、なぜ怒りがわいているのか、いらだちを感じるのか考えてみることは、怒りやいらだちを解消することに役立ちます。また、怒りを感じることはあなたに力、「エネルギー」があることの証しでもあり、このエネルギーは体を動かすことや、絵を描いたり、歌を歌ったり、文章を書いたりなど別の形でも表現することができます。

## 自責の念にかられたら

　再発したのは、治療後も仕事のことでずいぶん無茶をしたせいではないか、幾晩も続けて徹夜したからではないか、と思うことがあります。

　家族も、先生も一生懸命やってくれているのに、自分が迷惑をかけてしまっている毎日。申し訳ない気持ちで苦しくなります。
——神奈川県、40歳、女性

　これまでの自分の生活習慣や行動ががんの再発を引き起こしたのではないかと考える人も多いでしょう。そして、さまざまな理由から自分を責めたり、罪悪感などの気持ちを感じるものです。

- 家族や友人がどのように感じているかについて悩む
- 他人が健康であることをうらやみ、このように感じることを恥じる
- ある種のライフスタイルを選択したことに関して自分を責める
- 最初の治療が成功しなかったことに自責の念を感じている
- 医師の再診察を受けるのが遅すぎたのではないかと思っている、あるいは医師の指示に正しく従わなかったのではないかと恐れている

　再発してしまったことは本当に残念なことですが、現在開発されている治療があなたのがんの再発を防ぐことができなかったのであり、あなたが何かをしたから、もしくはしなかったから、治療が失敗したわけではありません。がんが再発する人と再発しない人がいる理由はまだわかっていません。このことを心にとめながら、次のことを心がけてみてください。

- あなたの時間とエネルギーをかけたいと思うことに集中する
- やり直すことではなく、今できることを考える
- 今までの自分の人生を後悔しない、責めない

自分の悩みや自分を責める気持ちを身近な人と分かち合いたいと思う人もいますが、大事な人を混乱させたことに自責の念を感じたり、自分がほかの人の負担になることを悩んだりする人もいます。でも、多くの家族やあなたの近しい人は、あなたの力になること、手助けができることを望んでいます。これまでの経験を分かち合ってお互いに支え合うときがきたのだと考える人もたくさんいます。大切な人を世話することは自分の人生の中でとても重要なことだと感じる人、生活の優先順位を見直すよい機会になったと感じる人も大勢います。

　これらのことについて身近な人と話すことが難しいと思う場合には、カウンセリングを受けたり、患者会などで提供している活動に参加することで気持ちが落ち着く場合もあります。いずれにしても、あなたの気持ちについて誰かと話したい場合には、医療者に知らせましょう。

## 孤独を感じるとき

　**私**のことを心配してくれる人が周りにたくさんいますが、それでも、誰も私のことをわかってくれていない、理解してくれていないと感じます。

——神奈川県、43歳、女性

　多くの人があなたを支え、手助けをしてくれていても、あな

たは孤独を感じることがあるかもしれません。それは次のような感情に近いものでしょうか。

- あなたを愛しあなたを大切にしている人たちでさえ、あなたの気持ちや経験を理解してくれないと感じる
- ほかの人たちから遠いところにいると感じる、あるいは、家族や友人はあなたにかかわることがつらいのではないかと考えてしまう
- かつて行っていた多くのイベントや活動に参加できないことに気が付く

日によっては孤独を感じて特につらいと感じるかもしれませんが、そのときはぜひ、あなたはひとりではないことを思い出してください。ひとりでいるより誰かといたい思ったときには、おそらくあなたが大切にしている人たちは、あなたと同じようにあなたと話がしたい、離れていて寂しいと感じていることでしょう。

## 生活の中の楽しみや喜びに気付くとき

　**私**にとってがんになったことは人生最悪の出来事であることには違いないけれど、それでも「がんになって悪いことばかりではなかった」と、心の底から素直に言うことができます。

　それは「自分がこれほど、周りから愛され、大切にされていた」ということがよくわかったからです。家族はもちろんですが、周りの友人が本当によくしてくれました。

　いっぱい泣きました。でも、悲しい涙よりずっと多かったのが、周りの人へ感謝するうれしい涙でした。私はこんなにも愛され、大切に思われているのだということを、ひしひしと感じることができ、本当にありがたく、がんになったからといって悪いことばかりじゃなかったなって思います。

　　　　　　　　　　　　　　　——広島県、52歳、女性


　がんの再発をきっかけに、日常の小さなことを楽しむことの重要性に気が付いたと言う人もいます。これまでに行ったことのない場所に行ったり、中断していた趣味や仕事に取り組んだり、友人や家族と過ごす時間をふやしたりすることで充実した時間を過ごせる場合もあります。

　つらい気持ちを抱えながらこれらのことをするのは最初は難しいかもしれませんが、毎日の中であなたがくつろげる時間、楽しめる時間に注意を払ってみてください。おいしいも

のを食べること、ペットを抱くこと、ゆっくりお風呂に入ること、親しい人と何でもない会話をすることなど、小さなことかもしれません。毎日の小さな楽しみを意識することで、気持ちが穏やかになったり、喜びを感じることができることもあります。

　また、あなたにとって楽しいこと、特別なことはどんなことでしょうか。映画を見たり本を読んだりすること、美術館や博物館に行くこと、好きなスポーツ観戦をしたり散歩をすること、何でも構いません。あなたにとって楽しいことをできるときに取り入れてみましょう。

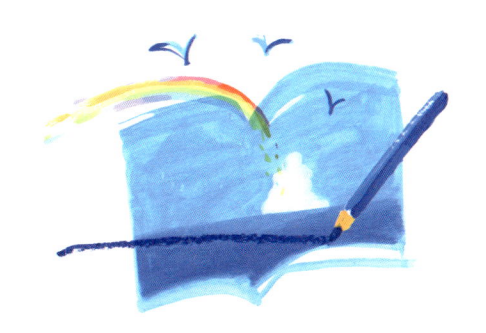

がんが再発し、複数臓器に遠隔転移した。医者からは根治できず、いかに延命していくかと言われた。再発当時には、私のがんの標準治療は1つしかなかった。やがて、それも効かなくなって治療法がなくなり、その中で、治験に参加することができた。治験終了後もその抗がん剤を使っている。がんは消えることはなく大きさも変わらないものの、この9年間普通の生活を過ごせて、仕事もしている。

もちろん、この9年間は平たんではなく、多くの副作用に苦しみ、そのために一生のまなければならない薬もある。体調も万全ではなく、痛みが出ることもある。検査結果に一喜一憂もしている。

しかし、厳しい状況の中で、9年間延命できている。新たな治療薬の進歩に助けられ、恵まれているのかもしれないが、亡くなっていった知り合いの再発がん患者のためにもできるだけ生き抜かなければならないと思っている。

——東京都、54歳、男性

がんの再発は、非常に大きな衝撃ですが、がんの治療はあなたが最初にがんを患ったときよりも確実に進歩しています。

最近では、がんは長年にわたって付き合っていく慢性疾患であると考えられるようになってきました。がんとともに生きる人も以前よりずっと多くなっています。自分が望む生き方を自分の意思で選択することによって、毎日を充実させることができると感じている人もいます。次のようなことが役立つかもしれません。

- これまでのように毎日の計画を立てる
- がんにかかっているからといって、やりたいことを制限しない
- 新しい目標を見つける

## 得たものに気付くとき

　がんが再発して失ったものは多い。抗がん剤治療によると思われるが、味覚が変わり、コーヒーがのめなくなった。あれほどやっていたゴルフもできなくなった。好きだったスポーツもできない。本来、この年ならできるはずが、がんによって多くのことが奪われた。新しいスーツを買ってもあまり着られないと思う自分がいる。再発がん患者ということで、自分自身の心を拘束していると考えてしまう。

　しかし、それ以上に得たものがあるというのは強がりだろうか。一介のサラリーマンにしかすぎなかった自分に、がんは大きく私の世界を広げてくれた。苦しんでいるのは自分ばかりではない。がんは、つらい状況にありながら精いっぱい前向きに生きている人と出会わせてくれた。その中で、自分自身も残りの人生少しでも自分の経験を役立てることができないかと考えるようになった。

—— 東京都、54歳、男性

多くの場合、がんになることで、たくさんの変化や喪失感を体験することになります。治療によって体の一部を失う、髪の毛が抜ける、体重が減るといった体や容姿の変化や、食欲がなくなる、食事がとりにくくなる、疲れやすくなる、力がわいてこないなどの体調の変化、子どもを産むことが難しくなる、歩くことや動作に不自由が出るといった機能的な変化に否応なく直面させられることになります。これらの変化が、気力、自信、楽しみなどの気持ちや、仕事、収入、人との関係など生活上の事柄も失う原因になったと感じることもあります。
　これらの今まで当然のようにできていたことができなくなる、自然に感じていたことが感じられなくなる経験は、いずれも大変つらいものです。またほかの人にはなかなか理解してもらえないと感じることもあるでしょう。

　でも、失ったことを取り戻すのではなく、別の形で得たものがあると感じている再発がんの体験者はたくさんいます。失ったものを取り戻したいという気持ちは誰もが持つものです。

　でも、少し見方を変えることで、気持ちが楽になったという人もいます。がんを経験した人の体験や、ほかの病気を経験した人の体験が参考になるかもしれません。

**多**発がんで17回の再発を経験して思います。職業柄、私はこれまで十指に余るほどの親しい同僚を航空事故で失いました。彼らは、家族や同僚に「行ってきます」と言ったきり帰ることはなかったのです。何の予告もなく突然亡くなったのでした。多くの交通事故や脳・心臓の急性疾患の場合も同様で、何の前触れもなく突然死に至ることはよくあることです。

　一方、がんの場合は、仮に死に至るとしても、今すぐ死ぬわけではありません。通常、がんによる死までには、かなりの猶予時間があります。

　従って、これらに比べたら「がんによる死は最悪とはいえない」のではないだろうか？　私がこのように考えたときから、とても気が楽になり、治療に向けた気力が増しました。ものは考えようです。

　　　　　　　　　　　　　　　　　　──東京都、58歳、男性


　**子**どものときから病気とは無縁でしたが、いきなりの胃がん告知には強い衝撃を受けました。死の恐怖から我を失いました。眠れない、集中力がなくなるなど、地に足がつかない日々が続きました。

　胃がんを皮切りにがんは次々におそいかかり、4回の開腹手術を受けました。術前のつらい数々の検査に、術後の激痛に耐え、抗がん剤治療では、吐き気と脱毛に、放射線治療では、高い発熱に悩まされましたが、発病から19年生存することができています。

病気は他人にばかり頼っていたのでは治りません。強い闘病意識を持つことが大切です。しかしこれが強すぎても長くは続きません。時々、息を抜きおおらかな気持ちになることも必要なことです。

――群馬県、63歳、男性

　私はある意味、「あきらめる」ということがポジティブであると考えます。もちろん、「生きていくこと」に対して「あきらめる」というのではありません。例えば、「私はどうしてがんになったのか」「あのとき、ああいう治療をしていればよかった」とか、すでに起こってしまって、今更、取り返しのつかないことをいつまでもグズグズと引きずってしまうこと、こういうことは避けなければなりません。起こってしまったことをクヨクヨと考えるのではなく、よい意味で「あきらめる」ということを覚えることも肝心。これからのことを考えることが大切なのですから。

――広島県、52歳、女性

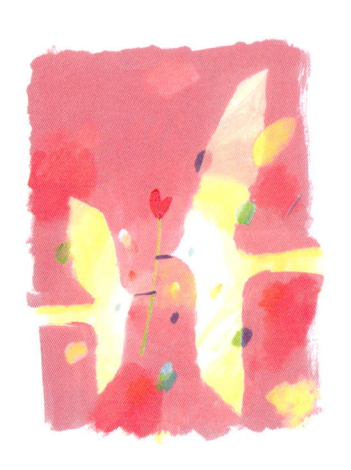

# 生きる意味を考えること

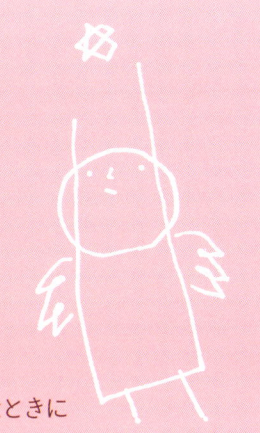

- 限りある時間について考えたいと思ったときに
- 死について話すこと
- 不安や恐れから解放されるとき
- 死の経験について

　この本をつくる過程で、がんの再発を経験した私たちが直面した「生」と「死」について、何か伝えたいことがある、と誰もが強く思いました。一人一人、考え方には違いがありました。「最後までがんと闘う生き方を伝えたい」と言う人もいれば、「あるがまま、頑張らなくてもいい生き方を大切にしたい」と言う人もいました。それぞれが考える「生きる」は違う形でしたが、死を考えることは、どう生きるかを考えることだ、というのが私たちの結論でした。

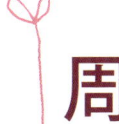

**周**りの友達が当然のように仕事をして、結婚して、出産しているのを見ると、自分だけ取り残されたような気持ち

になります。

　祖母や母など身近な人の姿から、仕事をして、結婚して、出産して、育児をして……というのが当たり前の道だと思っていたのに、がんの再発によってその道を歩けなくなりました。見本のない人生をどう生きるか、私にとって大きな課題であり、不安でもあります。でも当たり前の道を歩いていたらできなかっただろうことをたくさんして、取り残されるのではなく、誇りを持って進みたいと思っています。

　　　　　　　　　　　　　　　――岐阜県、27歳、女性

　**私**自身ががんになって、何でがんになったんだろうとか、自分の人生の意味みたいなことを考えました。がんをただ災難と、そういうふうに考えている人もいると思うのですが、意味を探すということも重要な気がします。人生においてがんになってしまったことをきっかけに、自分の人生を問い直してみるいい機会にしてもいいのかなと思ったんです。再発したときに余命を突き付けられて、「40代で私死ぬんだ、人生に何も残していない……」と思ったんですね。でも、「人間はまた生まれ変わり、そのたびに人生があってその中で成長するんだ」という考え方を本で読んでそれが自分の救いになりました。

　この考え方をほかの人に押し付けるつもりはありません。ただ、私は死ぬことに今は全く恐怖心がなくなりました。おばあちゃんが天国から見ているとか、そういう魂の存在を何となく信じているというところに通じるのかもしれません。

　　　　　　　　　　　　　　　――北海道、49歳、女性

**が**んを宣告されると、死を強く意識せざるを得ません。そして、自分が早く逝くかもしれないことの運の悪さを嘆いたり、悲しみや寂しさなどを感じたりするものです。普段は考えもしなかった死について漠然とした恐怖を感じることもあります。私たちの大事な人ががんを宣告された場合や、大事な人を亡くしてしまった場合も同じです。私が再発しこのような状態になったとき、ある詩と本に出会い、とても感動し救われる思いを経験しました。私の場合には、この詩や本に書かれている人間は何のために誕生するのか、何のために生きているのか、そして死とは何かなどに関するヒントの中に、心の琴線に触れるものがあったのでした。

——東京都、58歳、男性

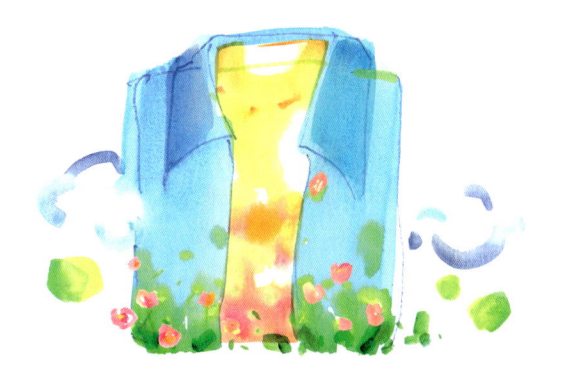

## 限りある時間について考えたいと思ったときに

　この部分は、あなたが、あなたにとっての限りある時間について考えたいと思ったときのためにつくりました。あなたが今後起こり得ることについて考えたいとき、考えを進める手掛かりとして活用してください。

　一方、このことについて考えたくないというときもあります。それも自然な感情です。そのようなときには無理に読み進める必要はありません。考えたいと思ったときに、このページを開いてみてください。

　がんの再発について知りたいと思う情報は、一人一人で違います。余命を詳しく知りたいと思う人もいるでしょうし、そうでない人もいます。

　もしも、あなたが、がんについて予想される転機や限られた時間の長さを知りたいと思ったときは、まず担当医に「知りたいと思っている」という気持ちを率直に伝えましょう。ただし、今後の経過や限られた時間の長さについては、担当医であっても正確に語ることはできません。限られた時間はどのくらいなのかについても、類似した状態の患者さんの多くから得られる医学的データから平均的な"生存期間"を推測することでしか語れないものです。あなた自身の将来を確定しているわけではないのです。

　限られた時間の長さそのものより、あなたがこれまでどおり

に、自分で自分のことができる期間があとどのくらいの見通しなのか、という情報の方がしばしばより重要となります。

　あなたが、もし、そのことを知りたいと感じたなら、担当医に「私が、これまでどおり仕事ができるのはどのくらいの期間と考えられるのでしょうか？」「私が、私自身の身の回りのことを行えるのは、あとどのくらいと考えられるのでしょうか？」などと、率直に意見を聞いてみましょう。

　自分で自分のことができる期間が限られるとしたら、あなたは何をしたいでしょうか。

- 友人や家族と過ごす時間をふやす
- 友人や家族とのいざこざを解決する
- やりとげたい趣味・仕事・活動などを続ける
- 自分以外の誰かのためにできることをする
- 思いを伝えたい人に言葉を残しておく
  　……残された人のその後の人生のために、身近な人に言葉を伝える、あるいは書きとめたものを残すといったことです
- 重要書類をまとめておく
  　……預金通帳、生命保険の証書、証券、土地や建物の権利書などの重要書類について、第三者がわかるようにまとめ、安全に保管するといったことです
  　……安全に保管する場所としては、金庫、銀行の貸金庫などがあります

- 財産を整理する準備をする

    ……親族に財産の処分等を依頼しない場合、後見人制度（本人に代わって遺言・相続・契約などの法律行為を行う法定代理人の制度）を活用することが可能です

    ……本人名義の財産は、あなたの配偶者のものではありませんので遺産相続の制度が適用されます

- 遺言状を作成しておく

    ……定められた書式で作成する必要があり、公証人役場（こうしょうにんやくば）で相談することができます

- 意識がなくなったときの医療行為（呼吸器をつけることなど）について、家族や担当医に意思表示しておく

    ……人工呼吸器など生命を維持するための延命治療をどの程度してほしいかについて話しておくことです

- 死後に必要なまとまった費用を用意しておく

    ……あなたの預貯金は、たとえ同居家族であっても、あなたの死後は引き出せなくなります

- 葬儀の準備をする

    ……葬儀の形や方法を寺院、教会、葬儀社と相談しておくこともできます

**改**まって妻と向かい合って話すには照れくさい。しかし自分が旅立った後、家族が迷わないように伝えたいこともある。大学ノートに備忘録のように書き綴ってみた。無駄な延命治療はしてほしくないと書いた。妻が疎い証券会社との取引もわかりやすく記録として残した。お墓のこと、葬儀のこと、いざというときに知らせてほしい友人知人などなど、気が向いたときに書いてみた。気が変われば✕（バツ）をして書き換えた。妻のこと、子どもたちのこと、自分の人生を改めて考えた。書きながら困ったとき、考えあぐねたとき、いつの間にかノートを間に妻と話し合っていた。書きながら消しながら今までの人生をこれからの人生を書き綴ってみたい。人生の店じまいを迎える日のために！

——広島県、64歳、男性

## 死について話すこと

　死については話したい人もいれば、その話題に触れたくない人もいます。そして死について話したいと思った人でも、話したいときも、話したくないときもあります。死について話したいと思う理由も人によってさまざまです。「死について話すことで"生きること"を考えたい」、あるいは「死んでから自分はどうなるのかしらと、誰かに答えを求めているわけではないけれど問いかけてみたい」など、そして、誰と話したいか、いつ話したいかも一人一人で違うことでしょう。

　あなたが死について不安や恐怖を感じていて、もし、あなた

が話したいと思う誰かに、その思いを語ることができたなら、あなたの苦しみを和らげる助けとなることは多いかもしれません。

　死について話したいと思ったとき、しばしばその話し相手を探すのが難しいことがあります。例えば、患者さんの死が遠くないことを家族や友人が知ったとき、当人が予想しなかったようなさまざまな反応が、周囲から返ってくることがあります。例えば、まるであなたがすでに亡くなってしまったかのような形で話題にしたり、あるいはあなたが永遠に生き続けるかのように、家族が盲目的に生に執着したり、といったことが起こることがあります。

　死を迎えるまでの時間は、急な出来事ではなく、継続したプロセスです。多くの場合、患者さんの方が家族より先にこの状況に適応することができます。もしあなたが死について家族や友人と話したいと望んだとしても、相手がまだあなたと一緒に死について話をする準備が整っていないこともあります。家族や友人の方が、状況を受け入れるのが難しく、適応に時間がかかるのです。一見、あなたの気持ちを考えない行動をとっているように見える場合でも、家族や友人が戸惑いながら、状況に適応しようとしていることの現れかもしれません。

　だからといって、家族や友人が状況に適応できるまで、ずっとあなたひとりで抱え込んでしまうのはとてもつらいことです。医師、看護師、そのほかの医療スタッフに自分の気持ちを打ち明け、少しでもあなたの心が軽くなる方法をとってください。

## 不安や恐れから解放されるとき

　あなたは、あなたの身近な誰かにとって、かけがえのない大切な存在です。
　そして、あなたにも「大切に思う誰か」が、いるでしょう。あなたの大切な誰かは、困難な状況を乗り越え、成長する力をその人の中に持っています。そう信じることは、あなたが未来に進む力を、きっと与えてくれるでしょう。

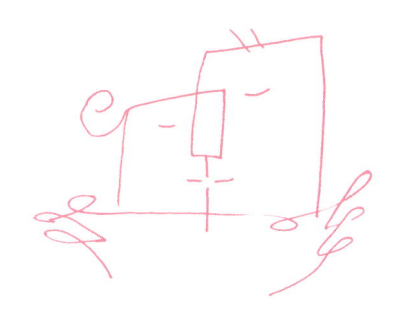

　私は、自分が死んだ後、幼い子どもや夫がどうなってしまうのかと考えると、長い間、恐ろしさで胸がつぶれそうでした。ある日、ふと、もし私が死んだら、私よりももっとよい奥さんに夫が巡り合うかもしれない、子どもたちも私よりももっとすてきなお母さんに巡り合うかもしれないと思いました。そしたら、急に気持ちが軽くなったのです。
　私は、自分ができなくなることにばかり気をとられていたけれど、何かわからない大きな力が、きっと夫や子どもを守ってくれる、今は、そんな気がするのです。

　　　　　　　　　　　　　　　──東京都、50歳、女性

夫の病状が進んで、私は付きっきりになり、娘たちに何もできないばかりか、娘たちにも介護の苦労をさせるようになりました。それがふびんで、私は苦しみました。けれど、娘たちの今の苦労は、生きること、死ぬこと、いたわり合うことを学ぶ、彼女たちにとって大事な機会なのですよね。娘たちの成長を見て、そう思いました。無意味な苦労なんて、きっと、ないのですよね。

——神奈川県、63歳、女性

## 死の経験について

　死の経験がどのようなものなのかは誰もわかりません。ただ死は怖いものではないと多くの人が言います。

　死が近付くと、意識がなくなります。意識のある状態とない状態を繰り返し、時折、周囲の人々と話すことができる患者さんもいます。死に至るまで、意識がはっきりとしている患者さんもいます。意識不明である場合、患者さんには何もわかりませんが、周囲の人々が様子を見守り、変化に注意しています。正常に呼吸することができなくなり、外見も変化します。周囲の人々には、死の床にあって、辛うじて呼吸をしているように見えるものです。しかし、臨終にある人は何も感じ取ることができないと多くの医療者は考えています。

　死はあるひとつの出来事というよりもひとつのプロセスです。

体がゆっくりと「活動を停止」し始めるのです。死の床にある人が、最期の瞬間に経験することは誰も知りません。各自がそれぞれ想像しているのです。苦痛と看護から解放される瞬間であると考えている人もいます。心地よい眠りに入ることだと想像している人もいます。

　もしあなたが死を迎えるとき、誰かにそばにいてほしい、こうしてほしいと思うのであれば、そのことをぜひあらかじめ伝えておいてください。あなたの意識があるか、ないかにかかわらず、あなたの希望は尊重されながら最後まで見守られ、人として大切にされます。

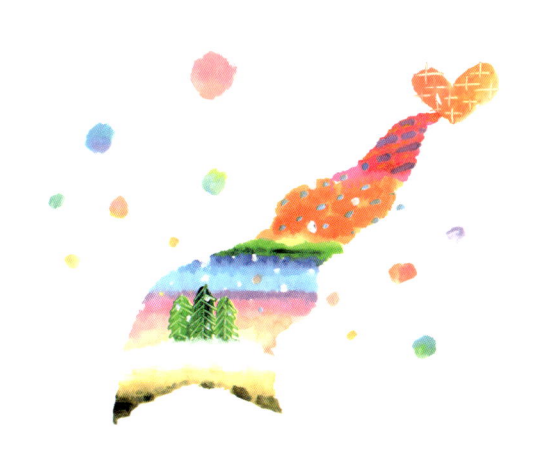

**55**歳でがんになり、さまざまな痛みと闘い続けた8年半。夫はいつも眉間にしわを寄せ、つらそうな顔をしていました。

　その朝は違っていました。透き通るような白い肌、眉間のしわもなく、とても楽そうな寝顔でした。息を殺してじーっと夫の顔を見つめていました。暫くすると呼吸の感覚が少しずつ長くなり始めました。ナースコールを押し看護師さんに来ていただきました。「先生を呼んできます」と病室を飛び出し、担当医とともに病室へ戻ってこられました。待っていたかのように3人の見守る中で静かに静かに夫は息を引き取りました。

　何と穏やかな死なのでしょうか。

　あんなに死を恐れ、生きることに一生懸命だった夫がこんなに死をあっさりと受容してしまうなんて、どんな気持ちで旅立ったのでしょう。いつかあの世で出会ったら聞いてみたいと思っています。

――広島県、59歳、女性

# あなたを支える いろいろなこと

- あなたの大切な人と話しましょう
- ぜひ周囲の力を借りてください
- がん相談支援センターとがん診療連携拠点病院
- あなたを支える仕組みについて
- 療養の場所と利用できるサービスについて
- サービスをうまく利用しましょう
- 患者会、支援グループについて

## あなたの大切な人と話しましょう

　あなたの病状、検査や治療の予定など、担当医から説明されたこと、またあなたがどのような治療を受けていきたいのか、どのような生活をしていきたいのかなどについて、あなたが大切に思う人たちに伝えることはとても大切です。

　あなたから十分に話していないとき、家族、親しい友人などあなたの身近な人は、あなたの変化に気付いても、実際何が起きているのかが確認できず、心配しているかもしれません。毎日顔を合わせているから察してくれているだろうと思うかもしれませんが、医師からどのような説明を受けているのかなどは、きちんと説明しなければほとんど伝わらないものです。

きちんと伝わっていないために互いに相手を思いやっているのにもかかわらず、気持ちに行き違いが生じてどちらも消耗してしまったり、状況がのみ込めないために十分な配慮をしてもらえない場合も起こります。

　あなたのためにも、あなたの大切な人のためにも、きちんと話し合うことはとても重要です。もし、直接話すことが難しいと感じるときには、手紙に書いて読んでもらう、病院で説明を受けるときに同席してもらう、誰かから伝えてもらうなどの方法もあります。

　また、多くの場合、あなた自身が心配することと、家族が心配することは同じではありません。あなたの家族が心配することについても一緒に話し合うことも重要です。

　がんになって治療を終えた後、定期的に毎月病院で検査をすることが決まっていましたが、見た目は元気なので当時の職場では理解がなかなか得られませんでした。元気なのに病院に行くということが理解されず、通院の間が空いたために再発の発見が遅れてしまいました。私自身もそのとき新入社員でしたし、見た目も元気で仕事ができていたから休みたいと強く言えませんでした。現在では転職をし、通院の必要性を理解してもらえる職場環境で働いています。再発する可能性は誰にでもあるわけなので、定期的な通院や検査が必要な場合は周

りの人にきちんと伝えて、医師の指示どおりに行ってほしいと思います。

——岐阜県、27歳、女性

## ぜひ周囲の力を借りてください

　がんが再発したことを職場や家族に伝えるのは非常に難しいものです。

　再発がんの告知は、初発のがんの告知以上につらく、大きなショックを受けます。あなた自身のつらさやショックに加えて、家族を心配させたくない、職場に迷惑をかけたくない、再発したと伝えたら仕事上の信用を失ってしまうのではないか、などの心配事が、あなたにとって大きな重荷になっているかもしれません。あるいは、これらの心配事を誰にも言えないで抱え込んでいないでしょうか。

　責任があるからと多くの仕事を引き受けてしまったり、できるだけ家族に頼らないように無理をしたりすることは、あなたの元気を奪ってしまうことになりかねません。一方で、迷惑をかけまいとやりがいを感じていた仕事を辞めたり、役割を担うことをやめてしまったために後悔する人もいます。休む日が多くなる、無理ができない、などの状況の中で心苦しく感じることがあるかもしれませんが、それがあなたにとって大切なことであれば、周囲に遠慮しすぎずに、あなた自身の役割を持ち続けることはとても重要なことです。

　普段、あなたに支えられている人たちの中には、あなたが

考える以上に、あなたの力になりたいと感じている人がたくさんいるものです。また誰でも、病気、育児、介護などさまざまな理由で、十分に仕事をできないと感じる時期を過ごす人はたくさんいます。きっと、助け合うのはお互いさまだ、と感じる人もいることでしょう。再発という困難な状況に対処していくために、身近な人の力を借りることはとても大切なことです。特に大きな決断をするときには、ひとりで思い悩まずに、ほかに方法がないか、信頼できる人と一緒に考えてみましょう。再発したがんと付き合いながら自分らしく過ごせるよう、ぜひ周囲の力も借りてください。

　がんを宣告され、治療のため仕事を頻繁(ひんぱん)に休むことはとても心苦しいものでした。治療を優先するため人事的に特別な配慮をしてもらった場合は、特にそうです。それゆえ、治療が完結し職場に復帰したときは心から安堵(あんど)し喜びました。だからこそがんが再発したときの職場にかかわる感情は、自分に対する失望感、無力感、疎外(そがい)感、さらには絶望感に近いものがありました。おそらくがんの再発を経験した多くの人が同じように感じていると思います。

　私の場合は、「もしも、私の職場の同僚ががんを再発したら、私はその同僚のことを迷惑に感じるだろうか?」そのように考えてみたとき、心の安らぎを感じることができました。

――東京都、58歳、男性

**私**の場合、がん告知から1年もたたないうちに局所再発が見つかり、また入院や頻繁な通院治療を余儀なくされてしまいました。ちょうど初めの治療が一段落しようというときだっただけに、再発のショックに加え、復帰するはずだった仕事に戻れなくなったことで「いらない人間になってしまった」と感じ、喪失感に苦しめられました。

　実際、私の担当だった仕事を同僚がしているのを見たり聞いたりすると、「それは私の仕事なのに……」と自分の居場所を奪われたようなひがみっぽい気持ちになったこともありました。頭では「代わりに引き受けてくれてありがとう。迷惑かけて申し訳ない」と思うのですが、元気な同僚の姿に接すると疎外感や孤独感でいっぱいになったのです。

　しかし、それも「どんな状況にあっても、社会とつながっていたい。社会や家族の中で役割があるはずだ」と願う患者の自然な思いからのこと。だって、患者は治療するためだけに生きているのではないのだから。ひがみっぽくなっているときの自分も「案外かわいい」と思って否定しないことで、心の葛藤を乗り切るようにしています。

――東京都、43歳、女性

## がん相談支援センターとがん診療連携拠点病院

　すべての心配事を一度に解決することは難しいことです。心配事の一つ一つを整理して、解決したり、軽くしたりすることで、あなたが少しでも安心して療養できるようにお手伝い

をする場所が「がん相談支援センター」です。がん相談支援センターは、がんのことやがんの治療について知りたい、今後の療養や生活のことが心配など、がんにかかわるさまざまな質問や相談に、専門の研修を受けた相談員（がん専門相談員）がお応えしています。このようながん相談支援センターは、全国の「がん診療連携拠点病院」などにあります。がん診療連携拠点病院は、全国どこでも質の高いがん医療を提供することを目的として、指定された病院です。拠点病院は、がん対策情報センターのホームページで参照できます。

　がん相談支援センターの名称は、病院によっては「よろず相談」「医療相談」などと呼ばれているところもあります。また、その病院で治療を受けていなくても、患者さんや家族のほか、誰でも無料で利用することができます。ほとんどのがん相談支援センターでは、電話でも相談に乗ってもらうことができます。対応時間については、各がん相談支援センターで異なりますので、利用する前に確認しておきましょう。

## あなたを支える仕組みについて

　現実的な問題として治療費や生活費が確保できなければ、安心して療養することはできません。療養に必要な費用の手助けとなる公的制度や仕組みには、所得税の医療費控除（いりょうひこうじょ）、高額療養費制度、先進医療制度、保険外併用療養費制度、介護保険制度、高齢者医療制度などがあります。

また、生活費の手助けとなる公的制度や仕組みには、傷病手当金、障害年金制度、老齢年金制度、雇用保険制度、生活福祉資金貸付制度、生活保護制度などがあります。これらのさまざまな制度や仕組みを利用する際には、医療機関や自治体などの窓口に相談して申請することになります。地域によって、窓口となる担当部署が異なっていたり、具体的な手続きの進め方が違うこともあります。あなたがどんなことに困っていて、どんな制度や仕組みを利用できるのかを知りたい、あるいはわからない場合には、がん相談支援センターを利用してみるのもよいでしょう。

　民間の保険に加入している方は、給付を受けられる場合があります。また、職場によっては福利厚生として手当金、療養費、移送費などの給付や医療費貸し付けや休職などの制度が利用できることもあります（本人だけではなく、家族が病気のときにも利用できる給付や制度がある場合もあります）。保険会社や担当者に問い合わせるとよいでしょう。

## 療養の場所と利用できるサービスについて

　療養の場は病院だけではありません。病院（入院・通院）、自宅（在宅医療）、介護施設、ホスピスなどいろいろな選択肢が存在します。また、自宅で療養する場合には、往診（訪問診療）、訪問看護、訪問介護、訪問入浴、食事サービス、家事サービスなど自宅でサービスを受けられるものや、デイ

ケア、デイサービス、ショートステイなどの、自宅にいながらよその施設や機関のサービスを利用できるもの、住宅改修の補助や福祉用具のレンタルなど、さまざまなサービスが用意されています。そして、医師、看護師、薬剤師、栄養士、ソーシャルワーカー、ケアマネジャー、心理士、歯科医師、歯科衛生士、理学療法士、作業療法士などのたくさんの専門職が連携してあなたの療養を支えます。あなたが一番安心して過ごせる場所はどこでしょうか。不安に感じていることはどんなことでしょうか。あなたがあなたらしく療養するための支えを得るために、あなたの身近な医療関係者やあなたの周りの人たちに思いを伝えてみるといいかもしれません。

## サービスをうまく利用しましょう

　子育てや家事、家族のことなど、自分がしなければ誰も代わってくれない、と感じている人も多いかもしれません。でも、育児サポートや家事や介護をサポートするホームヘルパー、レスパイトケア（レスパイトは息抜きの意味です）など利用できるサービスはふえてきています。再発という困難に立ち向かうには、ひとりで頑張りすぎずにうまくサービスも利用して、あなた自身の負担を軽くしましょう。あなたが住んでいる地域にあるサービスについて、がん相談支援センターや市区町村の窓口に相談してみるのは、あなたにとっても、家族にとっても上手な対処法になり得ます。

**乳**がんの術後4年、おっかなびっくり「がんサロン」の戸をたたいた日のことは忘れ難い。私はサバイバーたちからの闘病経験をむさぼるように聞き、気が付くと自分のつらさを無我夢中で話していた。そこには代謝の早い独特の空気があった。もらい泣きをしたり爆笑したり、自分のよそ行きの仮面がドロドロに溶けていくのを感じた。ひとり抱え込んでいた心の中の澱(おり)が、真水に洗われてゆくようだった。

——群馬県、52歳、女性

**私**ががん患者であると知ったら、友人が私との接し方に困るような気がして、ほとんどの友人には病名を打ち明けられませんでした。変に気を遣われたり、同情されたりして、今までと同じ付き合いができなくなるのを恐れていました。

　がん罹患(りかん)から数年たって初めて患者会やリレー・フォー・ライフ*に参加しました。そこで、さまざまな部位・年代・性別のがん患者さんと出会い、話すことができました。病気や治療や人生について一人一人が考えを持っていて、誰もかわいそうな人には見えませんでした。私もかわいそうな人ではないはず、もっと堂々と生きてよいのではないか？と気付きました。今では少しずつ友人に病名を打ち明けられるようになりました。

——岐阜県、27歳、女性

　　**＊リレー・フォー・ライフとは**
　　　リレー・フォー・ライフ（Relay For Life）とは、アメリカがん協会（American Cancer Society）が主催するチャリティーイベントで、日本では2006年に始まりました。日本対がん協会の主催で、委員会や地元ボランティアが中心になって、全国各地でイベントが行われており、2010年時点で、延べ40,000人以上の人が参加しています。

## 患者会、支援グループについて

　家族や友人はあなたを支える大切な存在でしょう。とはいえ、近しい人たちと話すことがそうでない人と話すより難しいことがあるかもしれません。そんなとき、同じ体験をした人と話したくなったり、そうした人たちと話すことで、気持ちが楽になることがあります。また療養生活を送る上での工夫などの情報交換ができることもあります。

　同じ体験をした当事者同士が出会える場には、「患者会」や、病院や地域の中に少しずつふえてきている「患者サロン」と呼ばれる場所や、がん患者支援団体が提供するさまざまなイベントや勉強会などがあります。

　患者会は同じ病気や症状など、何らかの共通する体験を持つ人たちが集まり、自主的に運営する会のことです。また、そういう人たちを支援する活動を行っている支援団体や支援グループもあります。活動の内容はそれぞれの会や提供団体によって異なります。書籍や雑誌、インターネットなどで調べるほか、がん相談支援センターに問い合わせることで地域の患者会の情報を得られることがあります。これらの場所やそこで出会う人もあなたの支えのひとつになるかもしれません。

　支えになることは一人一人違います。あなたの希望や気持ちが変わることで、あなたが必要とする支えが変わることもあります。治療の方法や治療を受ける医療機関を選ぶことと同じように、療養生活をどのように過ごしていくのかは、あなたにとってとても大切です。あなたの周りにはいろいろな支えが

存在します。あなたがあなたらしく療養するために役立つ情報や支援を求めてください。そして頼ってみてください。

　あなたの療養生活が少しでも快適なものになるように私たちも願っています。

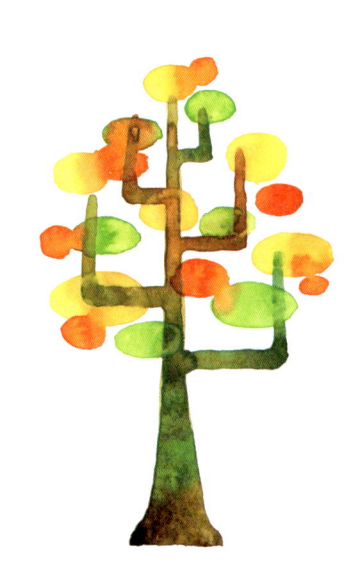

# 家族およびあなたを支えてくれる方へ

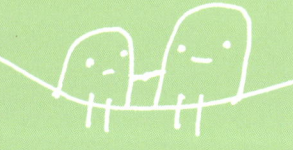

- 患者さん本人から話を聴きましょう
  ―大切な家族を支えるために―
- 必要に応じて、医療者とよく話し合う機会を持ちましょう
- 患者さんがしてほしいことをしてあげましょう
- 家族にも休養や支援が必要です

## 患者さん本人から話を聴きましょう
―大切な家族を支えるために―

　再発がんの治療に限ったことではありませんが、治療が長くなるにつれて、患者さんがひとりで受診することが多くなることがあります。そうした状況では、家族が直接、医師や看護師から体の状態に関する情報を聞く機会が少なくなったり、家族から患者さんの状態が見えにくくなることがあります。再発がんでは、特に体のことや気持ちも不安定で変化しやすい状態といえます。

　患者さんの現在の状態を理解するためにも、患者さんとの気持ちのすれ違いを避けるためにも、そして家族が過剰に心

配しすぎないようにするためにも、患者さんと情報を共有することは大切です。担当医の説明などを患者さん本人から聴くことによって、患者さんが困っていることや不安に思っていることがわかることもあります。

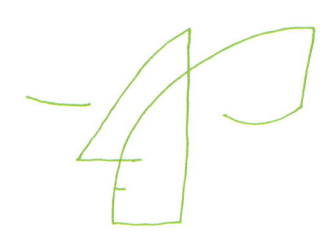

## 必要に応じて、医療者とよく話し合う機会を持ちましょう

　患者さんと家族が一緒に医師や看護師と話をする機会を持つことは、患者さんの負担を軽くすることにもつながります。診察場面では、医師の質問に答えるのに精いっぱいで、患者さんご自身ではメモをとれないことがあります。そんなときに患者さんに代わって家族がメモをとることで、患者さんが安心して医師との話に集中できるようになります。また再発後は、体調が急に思わしくなくなることもあります。がんが進んで脳転移を起こしたり、あるいはうつ症状のために、本人が現状を認識することが難しくなったりできなくなったりして、周りにいる家族だけが病状を把握することもあり得ます。場合によっては、身近にいる人の方が本人よりも変化がわかることもあります。

心配なときは、直接担当医に聞いてみることも大切です。「実はお話ししたかったのです」と言われることもあります。一緒に診察に訪れたときに医師と連絡をとる方法について尋ねておくのもひとつの方法です。なかなか医師と連絡がとれないようなときには、遠慮しないでそのことを別の医療者に話してみてください。

## 患者さんがしてほしいことをしてあげましょう

　患者さんにとって家族からの支援は何よりも心強いものです。家族としてできる限りのことを患者さんにしてあげたいと思うことはとても自然なことですが、もしかしたら家族がしてあげたいと思うことと、患者さんがしてほしいと思っていることは違うこともあります。患者さんは時には何もしないでひとりの時間がほしいときもあるかもしれません。

　そうはいっても患者さんが望んでいることを理解するのは簡単なことではありません。患者さん自身が何をしてほしいのか整理がつかなくなることもあります。そのために普段の毎日の生活で意識的に語り合いや会話をし、その中で患者さんが「望んでいること」をその都度、家族も問い直すことが大切です。時にはちょっとしたユーモアが話しやすい環境をもたらすこともありますし、お互い向き合うより並んで散歩でもしながら話してみるとふと本音が出たりするかもしれません。

**患者さんを支える家族のための6か条**

❶ がん情報を集めましょう

❷ 自分にどういう援助ができるか考えましょう

❸ 患者さんの言動の変化や繰り返しを想定しましょう

❹ 患者さんの要望をよく聞きましょう

❺ 患者さんの要望に沿っているかどうか常に確認しましょう

❻ 家族も自分の生活を大切にしましょう

──「家族ががんになったとき」より

**「家族ががんになったとき（がん情報サービス）」**
https://ganjoho.jp/public/support/family/fam/index.html
……ここでは、大事な人ががんになったときにあなたの考えることやできることについて体験者の知恵が紹介されています

## 家族にも休養や支援が必要です

患者さんのがんが再発したとき、家族もとても苦しい状況に

置かれます。そのような苦悩している状況にありながら、家族は患者さんを支える存在として、支援を提供する役割を担うものと周囲からも期待されがちです。そして家族自身もそのように思っている場合もよくあります。患者さんのためにできる限りのことをしたい、それにはもっと自分が頑張らなければいけない、でも頑張れない……そういった思いから、家族も疲れを感じたり、落ち込んだり、自分自身に憤ったり、誰かに当たりたくなったりして、気持ちも体も、思うように動かなくなることがあります。患者さんの状態によって家族も元気になったり沈みがちになったりするものです。

　家族も自分の生活を大事にすることが大切です。そして家族も心身を休めること、必要なときはいつでも、支援を受けることが大切です。まず、家族も支援を受けていいのだということ、そして支援を受けることの重要性を知っておいてください。あなたを支え、あなたとともに患者さんを支えてくれる人が必ずいます。心身ともに疲労してつらくなる前に、自分が話しやすい相手に、自分自身の気持ちを打ち明けてみてください。そして支援を求めてください。

　家族が思いを打ち明ける相手は、ほかの家族や友人が多いかもしれません。ほかに相談できるところとしては、看護師やそのほかの医療者、ソーシャルワーカー、心療内科や精神科の医師、心理士などの専門家や支援グループなどもあります。
　また、患者さんと同じように、がん相談支援センターを利

用することもできます。がんについていろいろな相談ができる「がん相談支援センター」は全国の「がん診療連携拠点病院」などにあります。患者さんや家族のほか、誰でも無料で利用できます。がん相談支援センターは、がんのことやがんの治療について知りたい、今後の療養や生活のことが心配など、がんにかかわるさまざまな質問や相談に対応しています。

　**夫**はピリピリと神経質になっている。痛みも浮腫（ふしゅ）も出て以前のように外出もままならない。歯がゆさもあってか家族に当たる。無理もないと思う。状態が少しずつ悪くなってから夫の様子を常に気にかけている私がいる。夜中でもコトッと音がしただけで慌てて駆け寄ってしまう。常に神経が張り詰めてギリギリの状態が続く。1週間・半月・1カ月だんだん疲れ私にも限界が……。

　つい夫に当たってしまった。「私だって頑張ってる。一生懸命やってる」と言いながら自己嫌悪におちいる。そんなとき主治医が「検査入院してみませんか？」と夫に言ってくださった。正直ほっとした。2日間のんびりショッピングしてゆっくり食事して、しっかりリフレッシュしたら、また元気な私が戻ってきた。夫にも今までどおりに接することができるようになった。家族にも休養が必要なことが身にしみてわかった。

　　　　　　　　　　　　　　　――広島県、59歳、女性

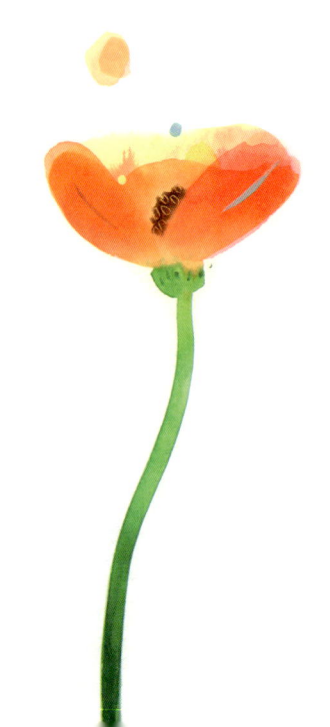

# 用語集

**アロマセラピー**　あろませらぴー
　　強く心地よいアロマ（芳香）を放つ植物油を用いて、リラックスや、幸福感や、治癒を促進するための補完代替医療の1つです。アロマセラピストは、アロマセラピーを提供する人のことです。

**医療費控除**　いりょうひこうじょ
　　自分や自分と生計を一にする家族のために医療費を支払った場合に、一定金額を所得から差し引くものです。この控除により、支払う所得税や住民税の税額が軽減されます。

**医療用麻薬（オピオイド鎮痛薬）**　いりょうようまやく（おぴおいどちんつうやく）
　　脊髄や脳の痛みを伝える神経組織にある、オピオイド受容体と呼ばれる部位に作用して痛みを止める薬の総称です。がんの痛みの治療で用いられるオピオイド鎮痛薬には、コデイン、モルヒネ、オキシコドン、フェンタニルなどがあります。コデインは咳止めとしても使われますが軽度から中等度の痛み、モルヒネ、オキシコドン、フェンタニルは中等度から高度の強さの痛みの治療に使われます。

**遠隔転移**　えんかくてんい
　　腫瘍（がん）細胞が最初にできた部位（原発巣）から遠く離れた部位にたどり着き、そこでふえることです。転移の形式は血液の流れによるもの（血行性転移）、リンパの流れによるもの（リンパ行性転移）などに分類されます。

**往診（訪問診療）**　おうしん（ほうもんしんりょう）
　　医師が在宅で療養している患者さんを訪問して診察・検査・治療などを行うことです。

**介護施設**　かいごしせつ
　介護施設は、在宅で過ごす場合にデイサービスなどの通所で使う施設と、入所施設があります。がん患者であっても、介護が必要な状態で、病状が比較的安定している場合には、介護施設を活用することが療養上有効なことがあります。介護施設の多くは、介護保険の要介護度と連動して契約が検討されるので、介護保険の手続きが必要です。詳細は病院の相談員、または地域包括支援センター、がん相談支援センターで聞くことができます。

**介護保険制度**　かいごほけんせいど
　40歳以上の国民全員が被保険者となって保険料を負担し、介護が必要と認定されたときに、費用の一部を支払って介護サービスを利用する制度のことです。介護保険の対象となるのは、(1)65歳以上の人、(2)40歳～64歳までの人で、医師が「末期がん」と診断した場合です。利用するにはまず、本人または家族が市区町村の担当窓口などで申請を行います。介護保険制度で利用できるサービスには、在宅で利用する訪問サービスのほか、通所サービス、短期の施設入所（短期入所生活介護／療養介護〔ショートステイ〕）、長期の施設入所などがあります。

**ガイドライン**　がいどらいん
　「特定の臨床状況での適切な診療の意思決定を行うことを助ける目的で系統的に作成された文書」で、診療（治療）ガイドラインと呼ばれ、さまざまながん種（乳がん、肝がん、大腸がん、胃がんなど）について作成されています。

**化学療法**　かがくりょうほう
　抗がん剤を投与してがん細胞にダメージを与えることでがんを死滅させる治療法で、全身療法の1つです。1種類で使われることもありますが、病状に合わせていくつかの種類の薬を組み合わせて使うこと

もあります。

**画像診断**　　がぞうしんだん
　　症状が出ないうちにがんを早期発見したり、がんの広がりや性質を調べるために画像による検査を基に行われる診断のことをいいます。画像検査には、超音波（エコー）検査、X線検査（レントゲン検査）、CT（コンピューター断層撮影）、MRI（磁気共鳴撮影）、PET（陽電子放出断層撮影、ポジトロンCT）などの検査があります。

**患者会・患者サロン**　　かんじゃかい・かんじゃさろん
　　患者さんたちの集まりで「患者会」「患者サロン」「自助グループ」などと呼ばれるものです。活動内容はその会によってさまざまです。

**がん診療連携拠点病院**　　がんしんりょうれんけいきょてんびょういん
　　全国どこに住んでいても質の高いがん医療が受けられるように、都道府県の推薦を基に厚生労働大臣が指定した病院で、地域のがん診療の中心となる施設です。

**がん専門相談員**　　がんせんもんそうだんいん
　　がんについて知りたい、どこで相談していいかわからない、といったがんに関するさまざまな疑問や悩みごとの相談を受ける相談員のことです。がん診療連携拠点病院などにあるがん相談支援センターには必ずいる専門家で、がんの相談対応について国から指定された研修を受けています。科学的な根拠や実践に基づく信頼できる情報を提供することによって、相談者がその人らしい生活や治療選択ができるように支援します。

**がん相談支援センター**　　がんそうだんしえんせんたー
　　患者さんや家族あるいは地域の方々からのがんに関する相談を無料で受ける窓口です。全国のがん診療連携拠点病院などに設置されています。

**管理栄養士**　かんりえいようし
　食事の内容や食材、調理法についてのアドバイスや食事療法の選択を支援する、栄養学の特別な訓練を受けた専門家のことです。

**緩和ケア**　かんわけあ
　がんに伴う問題を、単に病気に対する医療としてだけではなく、体と心、社会生活や家族などのことまで含めて全人的に支える医療のあり方のことです。

**器官**　きかん
　いくつかの組織が集まったもので、心臓・肝臓などの臓器や血管・リンパ管・筋肉・骨などの一定の独立した形態および特定の機能を持つものを指します。

**局所再発**　きょくしょさいはつ
　最初のがんと同じ場所あるいはごく近くにがんが再発することをいいます。

**ケアマネジャー（介護支援専門員）**　けあまねじゃー（かいごしえんせんもんいん）
　介護保険で在宅サービスを受ける場合、介護保険で認定された給付費内でのサービスを組み立てることになります。これをケアプラン（介護サービス計画）と呼びます。ケアプランを立てたり、介護サービス提供者や施設とサービスを受ける人とその家族との連絡調整に当たったりする専門家のことです。介護支援専門員ともいいます。

**経管栄養**　けいかんえいよう
　口から食事をとれない、あるいは十分にとることができないときに、胃や腸の中に管を入れて栄養剤を注入し、栄養状態を保つ、あるいはよくするための方法です。

### 血行性転移　けっこうせいてんい

腫瘍（がん）細胞が血管、主として静脈に入り、血液に運ばれて、ほかの臓器で増殖することを血行性転移といいます。例えば大腸がんの場合には、大腸からの血流ははじめに肝臓に集まることから、大腸がんで最も血行性転移の頻度が高いのが肝臓です。次に頻度が高いのは肺転移です。がんが進行すると、骨や脳などの全身の臓器に血行性転移を起こすこともあります。

### 健康食品（保健機能食品）・サプリメント　けんこうしょくひん（ほけんきのうしょくひん）・さぷりめんと

健康食品と呼ばれるものは、法律上の定義はなく、広く健康の保持増進に資する食品として販売・利用されるもの全般に対して使われています。いわゆる健康食品のうち、国が定めた安全性や有効性に関する基準等を満たした食品は「保健機能食品」と呼ばれます。日本国内においてはサプリメントと健康食品というものに関して明確な違いが定められているわけではありません。健康食品は、食品として提供されるものを、サプリメントは錠剤またはそれに類するものを指して使われることが多いです。

### 高額療養費制度　こうがくりょうようひせいど

公的医療保険における制度の一つで、医療機関や薬局の窓口で支払った額が、暦月（月の初めから終わりまで）で一定額を超えた場合に、その超えた金額を支給する制度です。
高額療養費では、年齢や所得に応じて、本人が支払う医療費の上限が定められており、またいくつかの条件を満たすことにより、さらに負担を軽減する仕組みも設けられています。

### 抗がん剤　こうがんざい

がんの治療に用いられる薬剤のことで、作用の仕方によって、さまざまな種類があり、単独、あるいは、数種類を組み合わせて用いられ

ます。注射薬（注射や点滴など）・内服薬などがあります。

**後見人**　こうけんにん
本人に代わって遺言・相続・契約などの法律行為を行う法定代理人のことです。

**高齢者医療制度**　こうれいしゃいりょうせいど
平成20年4月から施行された制度で、後期高齢者医療制度と前期高齢者医療制度があります。

**骨髄抑制**　こつずいよくせい
血液は、骨の中にある骨髄と呼ばれるところでつくられていますが、この骨髄が抗がん剤の影響を受けると、血液をつくる機能が低下し白血球減少・貧血・血小板減少が起こります。骨髄抑制とは、がん治療の副作用によって、骨髄の働きが低下している状態をいいます。

**雇用保険制度**　こようほけんせいど
雇用保険制度に加入している人が、病気やけがなどを含め、正当な理由により雇用の継続が難しくなった場合などに、生活と雇用の安定と就職の促進を目的として失業等給付が支給されます。離職した後、ハローワークに登録し、求職活動をした際、一定の条件を満たせば給付金が支給されます。また、家族の介護を行うために休業する方で、一定の条件を満たしている場合には、介護休業給付の支給を受けることができます。その際は勤務先を通じて申請するのが原則ですが、直接申請する場合には勤務先の所在地を管轄するハローワークが窓口となります。

**在宅医療**　ざいたくいりょう
自宅での治療を目的として病院や自治体と連携しながら病院外で行う医療全般のことです。最近は、在宅でホスピスケアを受けることも

可能になっており、選択肢も多様化しています。

**再発**　さいはつ
　治療がうまくいったように見えても、手術で取り切れていなかった目に見えない小さながんが残っていて再び現れたり、別の場所に同じがんが出現することをいいます。

**作業療法士**　さぎょうりょうほうし
　手芸、工作そのほかの作業療法を用いて、患者さんの食事や洗面、入浴、着替えなどの日常生活機能を回復させたり、改善したりする役割を担う専門家のことです。英語名、Occupational TherapistからOT（オー・ティー）と呼ばれることもあります。

**腫瘍**　しゅよう
　細胞が異常に増殖して塊になったもののことです。良性腫瘍と悪性腫瘍（がん）があります。

**腫瘍マーカー**　しゅようまーかー
　がんがあると、血液や尿中に健康な人にはあまり見られない特定の物質が変動することがあります。このような物質を「腫瘍マーカー」といいます。体への負担が少なく簡単に調べることができますが、がんがあれば必ずふえるとは限らないことや、正常な状態や良性の腫瘍の場合にもふえることがあるため、腫瘍マーカーの結果だけでがんと診断することはできません。

**障害年金制度**　しょうがいねんきんせいど
　病気などで重度の障害が残った65歳未満の方に、年金を早くから支給する制度です。人工肛門の造設や、咽頭部摘出を受けた方のほか、日常生活で介助が不可欠だったり、生活や仕事に著しい制限を受ける状態になった方でも受給できることがあります。手続きは、

市区町村役場の国民年金窓口、または年金事務所で行います。

**照射**　しょうしゃ
光線や放射線などをあてることをいいます。

**傷病手当金**　しょうびょうてあてきん
事業所に雇用され、かつ健康保険に加入している人が、業務外の病気やけがのために勤務できず給料が出ないときに、健康保険から支給される手当金のことです。申請をする場合は「傷病手当金支給申請書」に事業主の証明と医師の意見を付けて保険者に提出します。詳細については、事業所の社会保険担当者か保険者（全国健康保険協会の都道府県支部または健康保険組合の窓口など）にご相談ください。

**浸潤**　しんじゅん
体のどこかに発生したがん細胞などが、体の組織内でふえたり、広がったりしていくことです。

**心理士**　しんりし
不安や落ち込みなどに対して、心理学の手法を生かして相談に乗ったり、支援する専門家です。

**心療内科**　しんりょうないか
発症や経過に心理的・社会的な因子が密接に関与する病気である心身症を主に診療する科のことです。身体面だけでなく、心理面や社会面も含めた総合的な診療を行います。

**生活福祉資金貸付制度**　せいかつふくししきんかしつけせいど
低所得者世帯、障害者世帯、介護を要する方のいる高齢者世帯、失業者世帯に、都道府県の社会福祉協議会が生活福祉資金として

貸し付ける制度です。用途別に、貸し付けの条件や貸付資金枠・限度額が設けられています。手続きの窓口は、各市区町村の社会福祉協議会です。

**生活保護制度**　せいかつほごせいど

病気で仕事ができない、収入が乏しいといった理由で生活が苦しい場合に、経済的援助を行う制度です。あらゆる手段を尽くしても、最低限度の生活を維持できないときに、初めて適用されます。申請を行うと、福祉事務所のケースワーカーが自宅を訪れ、生活や仕事、資産状況などを調査します。その結果を基に給付の可否や、その世帯にとって必要な扶助が決められます。手続きの窓口は、各市区町村の福祉窓口や福祉事務所です。

**セカンドオピニオン**　せかんどおぴにおん

診断や治療方法について、担当医以外の医師の意見を聞くことです。別の医師の意見を聞くことで、患者さんがより納得のいく治療を選択することを目指しています。

**先進医療制度**　せんしんいりょうせいど

公的医療保険が適用されない医療を受ける場合は、同時に行われる保険が適用される診察、検査、薬、入院などの費用も含めて、全額自己負担することになります。先進医療制度は、この仕組みに例外を定めるもので、公的医療保険が適用されない医療のうち、厚生労働大臣が特別に定めた「先進医療」にかかる費用については保険診療との併用を認めるものです。先進医療は、国が定めた一定の条件を備えた医療機関でのみ実施されます。

**創部**　そうぶ

けがや手術でできた創(きず)の部位を意味します。

**ソーシャルワーカー**　そーしゃるわーかー
　　　患者さんの治療や療養と毎日の暮らしが安定して継続できるよう、治療費の相談、家族や仕事の悩み、療養生活での不安、転院による治療の継続や在宅への移行、在宅サービスの利用の申請など、療養生活にかかわる幅広い相談に応じる専門家のことです。

**組織（体の）**　そしき（からだの）
　　　生物体を構成する単位の1つで、同一の機能と構造とを持つ細胞の集団のことです。組織が複数集まって、さらに一定の機能を果たす心臓、肝臓、小腸などの器官が形成されます。

**多重がん**　たじゅうがん
　　　別の部位に、別の種類のがんが発生することです。重複（じゅうふく）がんともいいます。

**多発がん**　たはつがん
　　　同じ部位に、同じ種類のがんが発生することです。

**治験**　ちけん
　　　「新薬の開発を目的」として、安全性や有効性について調べるために人に対して行われる臨床試験のことです。新しい薬として厚生労働省から承認を得ることを目的として行われます。

**治癒**　ちゆ
　　　病気やけがなどが治ることです。

**転移**　てんい
　　　がん細胞が最初に発生した場所から、血管やリンパ管に入り込み、血液やリンパ液の流れに乗って別の臓器や器官へ移動し、そこでがん細胞がふえることをいいます。

### バイパス術　ばいぱすじゅつ
流れの悪くなっている血管や、がんなどによりふさがってしまった消化管などの迂回路（バイパス）をつくる手術のことです。

### 標準治療　ひょうじゅんちりょう
科学的根拠（エビデンス）に基づいた視点で、現在利用できる最良の治療であることが示されている治療です。ただし、一般的に広く行われている治療という意味で使われることもあるので、どちらの意味で使われているか注意する必要があります。

### 頻脈　ひんみゃく
成人の安静時の心拍数はおよそ毎分50〜70回ですが、1分間に100回を超える状態を頻脈といいます。

### 腹膜播種　ふくまくはしゅ
播種とは、種が播かれるように体の中にバラバラと腫瘍（がん）が広がることです。がん細胞が臓器の壁を突き破って、腸管を覆う腹膜に顔を出します。その一部が腹膜に着床する転移形式を腹膜播種といいます。腹腔内に散らばったがん細胞は芽を出すように大きくなります。進行すると、腹膜は主におなかの中全体に広がり、腹水、発熱、嘔吐などの症状が見られるがん性腹膜炎となります。

### 分子標的治療　ぶんしひょうてきちりょう
がん細胞で傷ついた遺伝子からつくられる、がん細胞の異常な性質の原因となっているたんぱく質を攻撃する物質や抗体を、体の外から薬（分子標的薬）として投与することによって治療する方法です。

### 訪問看護　ほうもんかんご
看護師や保健師が、在宅で療養している患者さんの自宅を訪問して医療面から療養生活の支援を行うサービスのことです。医療保険ま

たは介護保険を利用してこのサービスを受けることができます。

**ホームヘルパー　ほーむへるぱー**
在宅で福祉の援助を必要とする高齢者や障害者に、買い物、炊事、掃除、洗濯などの家事援助から、食事、入浴、排泄の介助などを行います。厚生労働省が認定した講習事業者の講習を修了すると認定される「認定資格」です。

**保険外併用療養費制度　ほけんがいへいようりょうようひせいど**
自由診療の一部を保険で給付する制度です。通常、健康保険で認められていない診療を受けるときには、全額自己負担となるのが原則ですが、厚生労働大臣の定める「評価療養」と「選定医療」は保険診療との併用が認められています。その場合、付加的な診療については全額自己負担となりますが、一般の保険診療と同様に扱われるもの（診察や検査、入院費など）は、通常の保険診療と同様に一部を自己負担し、残りは健康保険から支払われます。

**ホスピス　ほすぴす**
がんをはじめとする患者さんとその家族が、治療が困難であっても限られた時間を自分らしく過ごせるよう、医療面、生活面、精神面などから包括的に支援する医療やケアを行う施設のことです。がんによる痛みや苦痛の緩和、精神的ケア、家族へのケアなどが行われます。

**ホルモン療法（内分泌療法）　ほるもんりょうほう（ないぶんぴ（つ）りょうほう）**
がんの種類によっては、ホルモンががんの発育にかかわっているものがあります。がんの発育を促すホルモンの働きを止めることによって、がん細胞が体の中でふえるのを抑える治療法です。

**未承認薬　みしょうにんやく**
効果があるか、安全であるかまだ科学的に確認がされていない薬剤

のことです。

**免疫療法** めんえきりょうほう
免疫療法とは、免疫を担当する細胞や抗体等を活性化する物質を用いて、生体に本来備わっている免疫機能を操作・増強することによって、治療効果を上げようとする治療法です。現状では、本文（48ページ）にもあるとおり、まだ開発段階にある治療がほとんどです。

**薬物療法（抗がん剤治療）** やくぶつりょうほう（こうがんざいちりょう）
がんがふえるのを抑えたり、成長を遅らせたり、転移や再発を防いだり、小さながんで転移しているかもしれないところを治療するためなどに用いられる、がん細胞の増殖を防ぐ抗がん剤を用いた治療法です。がん細胞の増殖を直接的あるいは間接的に抑制し得る薬物による治療です。「化学療法」「分子標的治療」「ホルモン療法（内分泌療法）」が含まれます。

**癒合** ゆごう
傷が治って、傷口がふさがることをいいます。

**予後** よご
病気や治療などの医学的な経過についての見通しのことです。「予後がよい」といえば、「これから病気がよくなる可能性が高い」、「予後が悪い」といえば、「これから病気が悪くなる可能性が高い」ということになります。

**余命** よめい
ある状態の人がこれから先、どのくらい生きられるか、平均的に予測される期間のことです。

**理学療法士**　りがくりょうほうし

　運動療法、電気・光線療法、温熱・寒冷療法、マッサージ療法などの理学療法を用いて、患者さんの体の運動機能を回復させたり、機能低下を予防する役割を担う専門家のことです。英語名、Physical Therapistの略から、PT（ピー・ティー）と呼ばれることもあります。

**領域再発**　りょういきさいはつ

　最初のがん発生場所の近くのリンパ節または組織にがんが再び現れることをいいます。

**臨床試験**　りんしょうしけん

　現在標準的に行われている治療よりも、よりよい治療法を確立することを目的とするなど、新薬の開発に限らず、薬の効果の追跡調査や既存の薬の別の効能を調査・確認することを目的として行う試験のことです。治験と同じく、その安全性や有効性について調べるために人に対して行われる試験です。治験は、臨床試験の形態の1つです。

**リンパ液**　りんぱえき

　血管から染み出した血漿（けっしょう）やタンパク質の成分などが、毛細リンパ管に再吸収されたものです。老廃物の回収などの働きがあります。

**リンパ管**　りんぱかん

　リンパ液が流れている管で、途中にリンパ節という節目があり、そこからさらに枝分かれして、血管のように体中に張り巡らされています。

**リンパ行性転移**　りんぱこうせいてんい

　がん細胞が最初に発生した場所（原発巣（げんぱつそう））から、リンパ管に入り込み、リンパ液の流れに乗って、途中のリンパ節に流れ着いて増殖することです。リンパ節転移の仕方には、一定の規則性があり、リンパ液の流れに沿って、近くから遠くのリンパ節に広がっていきます。

### リンパ節　りんぱせつ

体全体にある免疫器官の1つです。免疫とは、「疫病（病気）を免れる」ことを意味する言葉で、自分の体の外から入ってきた細菌やウイルスなどの敵（非自己）や、変質した自分の細胞（腫瘍細胞など）を攻撃・排除する働きのことです。リンパ節は、全身の組織から集まったリンパ液が流れるリンパ管の途中にあり、細菌、ウイルス、腫瘍細胞などがないかをチェックし、免疫機能を発動する「関所」のような役割を持ちます。リンパ節は、1～25mmの大きさで、中には免疫担当細胞であるリンパ球が集まっています。リンパ節が腫脹（腫れて大きくなること）する原因としては、感染症、免疫・アレルギー異常、血液のがん、がんの転移などがあげられます。

### レスパイトケア　れすぱいとけあ

介護を要する高齢者や障害者を、一時的に預かって家族の負担を軽くする援助やサービスのことです（レスパイトは息抜きの意）。

### 老齢年金制度　ろうれいねんきんせいど

一定の年齢に達したことを理由として支給される年金で、一般にいわれている老後の年金のことです。

# 索引

## あ
アロマセラピー……………43　**121**
## い
遺産相続……………………96
医療相談……………………108
医療費控除……………108　**121**
医療用麻薬………………32　**121**
インフォームドコンセント………62
## う
うつ状態……………………78
運動療法………………52　**133**
## え
エビデンス…………23　44　**131**
遠隔再発…………………16　**121**
遠隔転移………10　26　86　**121**
## お
往診（訪問診療）………109　**121**
オピオイド鎮痛薬………32　**121**
## か
介護施設………………109　**122**
介護保険制度…………108　**122**
ガイドライン……………**23**　**122**
カウンセリング……………82
科学的根拠…………23　44　**131**
化学療法………**24**　**122**　**133**
家事サービス……………109
画像診断…………………58　**123**
患者会………11　20　82　111
　　　　　　　　　112　**123**
患者支援団体………………112

患者サロン………………112　**123**
がん診療連携拠点病院……28　34
　　　　　35　65　**107**　119
　　　　　　　**123**　**129**　139
がん専門相談員………**108**　**123**
がん相談支援センター……20　28
　34　61　63　65　70　75　**107**
　110　112　118　122　**123**　139
漢方薬………………………54
管理栄養士………………39　**124**
緩和ケア……20　22　**28**　29　34
　　　　　　41　**68**　70　**124**
## き
器官…15　16　27　**121**　**124**　130
気分障害……………………78
局所再発………………12　16　17　22
　　　　　　　　26　107　**124**
## け
ケアマネジャー…………110　**124**
経管栄養…………………39　**124**
血行性転移…………15　17　**125**
　　　　　　　　　**125**　134
解熱鎮痛薬…………………32
健康食品………52　54　56　**125**
原発…………………………**15**　17
## こ
高額療養費制度………108　**125**
抗がん剤治療……9　14　21　22　**24**
　　　　29　52　64　66　87　89　**133**
後見人制度…………………96
高齢者医療制度………108　**126**
骨髄抑制……………………25　**126**
雇用保険制度…………109　**126**

## さ

- 在宅医療……………………109　**126**
- 再燃…………………………………14
- 再発……………………………**14**　**127**
- 作業療法士………………110　**127**
- サプリメント……………39　52　54
  　　　　　　　　　　55　56　**125**

## し

- 手術………………22　24　26　**27**　52
- 腫瘍……………16　27　29　**125**
  　　　　　　　　**127**　**131**　**135**
- 腫瘍マーカー…………………58　**127**
- 障害年金制度……………109　**127**
- 照射………………………………26　**128**
- 傷病手当金………………109　**128**
- ショートステイ…………110　**122**
- 食事サービス……………………109
- 鍼灸…………………………………52
- 神経ブロック……………………33
- 心身療法……………………………52
- 浸潤……………………………64　**128**
- 心理士…………41　110　118　**128**
- 診療ガイドライン…………**23**　**122**
- 心療内科……………41　118　**128**
- 心理療法……………………………52

## せ

- 生活福祉資金貸付制度……109　**128**
- 生活保護制度……………109　**129**
- 生存期間……………………………94
- セカンドオピニオン……10　44　63
  　　　　　　　　　　65　66　**129**
- 先進医療制度……………108　**129**

- 全身再発………………………**16**　**121**
- 漸進的筋弛緩法……………………42
- 全身麻酔……………………………27
- 全身療法………………………**22**　**122**

## そ

- 葬儀……………………………96　97
- 創部……………………………27　**129**
- ソーシャルワーカー………41　110
  　　　　　　　　　　　118　**130**
- 組織（体の）……16　27　121　124
  　　　　　　　　128　**130**　134

## た

- 第1相試験………………………45
- 第2相試験………………………45
- 第3相試験………………………45
- 多重がん……………………12　**130**
- 多発がん……………12　89　**130**

## ち

- 治験………**46**　50　86　**130**　134
- 治癒…………………6　121　**130**
- 治療ガイドライン…………**23**　**122**
- 治療の効果……………54　**60**　67

## つ

- 鎮痛薬……………30　31　**32**　34

## て

- デイケア…………………………109
- デイサービス……………110　**122**
- 適応障害……………………………78
- 転移……10　11　14　**15**　17　22
  　　　　26　27　33　67　86　115
  　　　　**121**　**130**　**131**　**133**　**134**

## と

- 疼痛コントロール…………………34

索引　137

東洋医学……………………54

## な
内分泌療法……………22　24　43
　　　　　　　　　　132　133

## は
バイパス術………………27　**131**
播種………………15　17　**131**
鍼治療……………………54

## ひ
標準治療……**23**　25　45　86　**131**
頻脈…………………33　**131**

## ふ
腹膜播種……………15　17　**131**
分子標的治療………24　**131**　133

## へ
併用療法…………………24
ペインクリニック………34

## ほ
放射線治療………14　22　24　**25**
　　　　　　33　39　52　89
訪問介護…………………109
訪問看護……………109　**131**
訪問入浴…………………109
ホームヘルパー………110　132
補完代替療法………**52**　53　56
保険外併用療養費制度…108　132
ホスピス………68　109　126　**132**
ホルモン療法…………22　24　43
　　　　　　　　　　132　133

## ま
マッサージ療法………52　**134**
麻薬中毒…………………33

## み
未承認薬……………49　50　**132**

## め
免疫療法………………**48**　133

## も
モルヒネ…………………32　**121**

## や
薬剤耐性…………………25
薬物療法（抗がん剤治療）………14
　　　　22　**24**　29　52　**133**

## ゆ
癒合………………………27　**133**

## よ
予後…………………**133**　135
余命………71　74　92　94　**133**
よろず相談………………108

## り
理学療法士……………110　**134**
領域再発………………**16**　**134**
リラクセーション法……………42
リレー・フォー・ライフ………111
臨床試験………24　**44**　45　46
　　47　48　49　68　130　**134**
リンパ液、リンパ管、リンパ節……14
　　　　　15　16　17　124
　　　　　130　**134**　135
リンパ行性転移………15　17　**134**

## れ
レスパイトケア…………110　**135**

## ろ
老齢年金制度……………109　**135**

# 相談窓口等一覧

医療スタッフや病院のカウンセラー

■ 国立研究開発法人国立がん研究センター
　がん対策情報センター　がん情報サービス
　https://ganjoho.jp

「がん相談支援センター」
　　TOP＞病院を探す＞がん相談支援センターを探す

「がん診療連携拠点病院」
　　TOP＞病院を探す＞
　　がん診療連携拠点病院、地域がん診療病院を探す


■ 公益財団法人　日本対がん協会
　　https://www.jcancer.jp/


■ 公益財団法人　がんの子どもを守る会
　　http://www.ccaj-found.or.jp/

## 編集・執筆

| | | |
|---|---|---|
| 神田 典子 | 国立がん研究センターがん対策情報センター | がん情報提供研究部 |
| 熊谷 たまき | 順天堂大学 医療看護学部 | 基礎看護学 |
| 清水 奈緒美 | 神奈川県立がんセンター | 医療相談支援室 |
| 高山 智子 | 国立がん研究センターがん対策情報センター | がん情報提供研究部 |
| 八巻 知香子 | 国立がん研究センターがん対策情報センター | がん情報提供研究部 |
| 植田 潤 | がん対策情報センター | 患者・市民パネル・東京(2010) |
| 小曲 一之 | がん対策情報センター | 患者・市民パネル・東京(2010) |
| 佐々木 佐久子 | がん対策情報センター | 患者・市民パネル・広島(2010) |
| 中川 圭 | がん対策情報センター | 患者・市民パネル・広島(2010) |
| 根岸 利光 | がん対策情報センター | 患者・市民パネル・群馬(2010) |
| ハーシー 久美 | がん対策情報センター | 患者・市民パネル・北海道(2010) |
| 本田 麻由美 | がん対策情報センター | 患者・市民パネル・東京(2009) |
| 山下 芙美子 | がん対策情報センター | 患者・市民パネル・岐阜(2009) |

## 協力

| | | |
|---|---|---|
| 阪 眞 | 国立がん研究センター中央病院 | 消化管腫瘍科 |
| 清水 千佳子 | 国立がん研究センター中央病院 | 乳腺・腫瘍内科 |
| 角 美奈子 | 国立がん研究センター中央病院 | 放射線治療科 |
| 的場 元弘 | 国立がん研究センター中央病院 | 緩和医療科 |
| 若尾 文彦 | 国立がん研究センターがん対策情報センター | |
| 渡邊 清高 | 国立がん研究センターがん対策情報センター | |

＊執筆者・協力者の所属は作成時のものです。

---

『もしも、がんが再発したら――[患者必携]本人と家族に伝えたいこと』について

『もしも、がんが再発したら――[患者必携]本人と家族に伝えたいこと』は厚生労働科学研究費補助金　第3次対がん総合戦略事業「患者・家族・国民の視点に立った適切ながん情報提供サービスのあり方に関する研究(研究代表者：高山智子　国立がん研究センターがん対策情報センター)」および国立がん研究センターがん研究開発費「がんに関する適切ながん情報提供の在り方に関する研究(研究代表者：若尾文彦　国立がん研究センターがん対策情報センター)」の研究成果をもとに、まとめられたものです。

## あなたの地域のがん相談支援センターの連絡先を書きとめておきましょう

がんに関するご質問やご相談はお近くの「がん診療連携拠点病院」などの
がん相談支援センターでお応えしています

がん相談支援センター

---

がんの情報をインターネットで調べたいとき
近くのがん診療連携拠点病院や地域がん診療病院、
がん相談支援センターを探したいとき

　　…がん情報サービス
　　https://ganjoho.jp

国立がん研究センター
がん情報サービス

ganjoho.jp

---

病気のことが知りたいとき

　　　…がんの冊子シリーズ

　＊がん相談支援センターで入手できます。がん情報サービスからもご覧いただけます。

---

がん相談支援センターの紹介・患者必携に関するお問い合わせ

　　　…がん情報サービスサポートセンター
　　　電話：0570-02-3410（ナビダイヤル）
　　　　　　03-6706-7797
　　　　　　平日（土日祝日を除く）10時〜15時

がん情報サービス
サポートセンター

　＊通話料は発信者にご負担いただきます。
　　また、一部のIP電話からはご利用いただけません。

● 英治出版からのお知らせ

本書に関するご意見・ご感想を E-mail（editor@eijipress.co.jp）で受け付けています。
また、英治出版ではメールマガジン、Web メディア、SNS で新刊情報や書籍に関する記事、
イベント情報などを配信しております。ぜひ一度、アクセスしてみてください。

メールマガジン：会員登録はホームページにて
Web メディア「英治出版オンライン」：eijionline.com
ツイッター　　　：@eijipress
フェイスブック：www.facebook.com/eijipress

# もしも、がんが再発したら
[患者必携] 本人と家族に伝えたいこと

| | |
|---|---|
| 発行日 | 2012年 3月10日　第1版　第1刷 |
| | 2022年10月 7日　第1版　第7刷 |
| 編著 | 国立研究開発法人国立がん研究センターがん対策情報センター |
| 発行人 | 原田英治 |
| 発行 | 英治出版株式会社 |
| | 〒 150-0022 東京都渋谷区恵比寿南 1-9-12 ピトレスクビル 4F |
| | 電話　03-5773-0193　　　FAX　03-5773-0194 |
| | http://www.eijipress.co.jp/ |
| プロデューサー | 下田理 |
| スタッフ | 高野達成　藤竹賢一郎　山下智也　鈴木美穂　田中三枝 |
| | 安村侑希子　平野貴裕　上村悠也　桑江リリー　石﨑優木 |
| | 渡邉吏佐子　中西さおり　関紀子　齋藤さくら　下村美来 |
| 印刷・製本 | 大日本印刷株式会社 |
| 装丁 | 大森裕二 |
| イラスト | ミウラナオコ |
| | 平野こうじ |

Copyright © 2012 NCC
ISBN978-4-86276-139-2　C3047　Printed in Japan

本書の無断複写（コピー）は、著作権法上の例外を除き、著作権侵害となります。
乱丁・落丁本は着払いにてお送りください。お取り替えいたします。